主编单位
河南中医
全国卫生
中关村必
中华中医

监
木病分会
畿豫医工作室

总主编 周运峰 杨建宇

主 编 张淑君 周运峰 杨建宇

中医养生祛未病全图解

经穴妙用

U0203636

河南科学技术出版社
· 郑州 ·

图书在版编目（CIP）数据

中医治未病养生有道全图解.经穴妙用／张淑君,周运峰,杨建宇主
编.—郑州:河南科学技术出版社,2019.1（2019.3重印）

ISBN978-7-5349-9128-8

Ⅰ.①中… Ⅱ.①张…②周…③杨… Ⅲ.①经络－图解②穴位－图解
Ⅳ.①R24-64

中国版本图书馆CIP数据核字(2018)第022856号

出版发行：河南科学技术出版社
　　　　　地址：郑州市郑东新区祥盛街27号　邮编：450016
　　　　　电话：（0371）65788613
　　　　　网址：www.hnstp.cn
策划编辑：马艳茹　高　杨　吴　沛
责任编辑：陈　艳
责任校对：董静云
封面设计：张　伟
版式设计：孙　嵩
责任印制：朱　飞
印　　刷：河南新华印刷集团有限公司
经　　销：全国新华书店
幅面尺寸：720 mm×1020 mm　1/16　印张：10　字数：130千字
版　　次：2019年1月第1版　　2019年3月第2次印刷
定　　价：28.00元

"中医治未病养生有道全图解"系列丛书

总 主 编：周运峰　　杨建宇

主编单位：河南中医药大学

全国卫生产业企业管理协会治未病分会

中关村炎黄中医药科技创新联盟

中华中医药中和医派杨建宇京畿豫医工作室

中医治未病养生有道全图解·经穴妙用

作者名单

主　编：张淑君　　周运峰　　杨建宇

副主编：张　丽　　杨志敏　　朱桂祯

编　者：董　升　　吴光明　　孟映雪

　　　　王文华　　梁东辉　　张　晋

　　　　文小敏　　田　麒　　魏素丽

　　　　赵　辉　　邵建萍　　姜　敏

序

  中国传统医药学是中国对世界人民的贡献之一，它不但庇佑中华民族的繁衍生息，而且对世界各国人民的健康也做出了巨大的贡献！今天，全世界的中医药人，携手共进，努力前行，就是要使中国医药学成为世界共享医学，为全人类的健康事业再度做出辉煌的贡献！这也许就是我们的中医梦，振兴中医、复兴中医之梦！也是中华民族乃至全世界人民的健康梦！

  党中央、国务院十分重视人民群众健康水平的提高，对中医药学的发展给予了大力支持，在全社会开展健康提升大工程。值此，全国卫生产业企业管理协会治未病分会副会长、河南中医药大学周运峰教授提出：治未病分会应该有所作为！建议由其领导的重点学科与治未病分会的专家们一起，编写一套对中医治未病从业医生和养生服务人员有学术参考价值的技术性、适用性书籍。同时，这套书要让大众看得懂、学得会、用得上，可以服务于大众，提高大众的健康水平。这个提议顺应时代要求，符合国家政策，又是百姓所需，得到了全国卫生产业企业管理协会及治未病分会的称赞和积极响应。在治未病分会秘书处王春旺、蒋大为两位副秘书长的具体协调下，经过河南中医药大学有关专家和治未病分会的部分专家的不懈努力，终于完成"中医治未病养生有道全图解"系列丛书。本套丛书共7本，图文并茂，可供专业人士参阅借鉴，也适合大众阅读，既可以传播治未病养生知识，又可以为治未病养生学科规范建设和健康中国建设贡献力量！

  本套丛书分艾灸卷、刮痧卷、经穴妙用卷、按摩卷、脐疗卷、敷贴卷、拔罐卷等，内容均为治未病养生之常用适宜技术。其中有些表述及手法，可能与某些专家的有些差异，但并不影响知识和技术的传播。毋庸置疑，本套丛书也一定不是治未病与养生技术的全部或大部，学海无涯，我们仍需不断学习和探索。

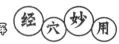

　　本套丛书是各位参编的医学专家、养生专家不懈努力的结果，由于时间紧、任务重，以及专家们的学识与资料有限，书中可能会有不妥之处，希望广大读者与专家多多批评指正！

　　老习惯！在每次讲课或有关文稿的最后，我都会用"中医万岁！"这一口号作为结束语。"中医万岁！"是我的恩师、国医大师孙光荣在21世纪初针对有人妄想让中医退出医学主流而针锋相对地提出的振奋人心的口号，其含义有二：其一，肯定了中医药经过几千年的发展，经历了无数临床实践而证明了中医药学的正确性！肯定了中医药几千年来对庇佑中华民族繁衍生息的巨大历史贡献！其二，振奋了中医药人的行业自信和理论自信，预示中医药一定会大发展、大繁荣，持续发展下去。而今天，我作为孙老中和医派之掌门人、学术传承人，有义务、有责任把"中医万岁！"之口号及其所包含的思想和概念传承下去，以鼓励和振奋中和医派乃至整个中医界之志士仁人。"中医万岁！"也是衷心祝愿每位中医健康长寿！

杨建宇　明医中和斋主　京畿豫医

（全国卫生产业企业管理协会治未病分会会长

中华中医药《光明中医》杂志主编

《中国中医药现代远程教育》杂志主编）

目 录

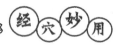

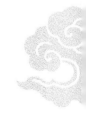

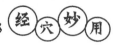

经络是人体的生命之树

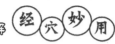

经络是中医的灵魂

经络是人体运行全身气血、联络脏腑、沟通上下内外的通道。人体运行的通道包括两部分，其中直行的干线称为经脉，由经脉分出网络全身各个部位的分支称为络脉。经络是气血在人体内的运行通道。生命存在，经络就存在，生命终结，人无气息了，经络也就消失了。经络是中医的灵魂，它内连脏腑，外连四肢。有了经络，人是一个有机整体；没有经络，人就是一堆零散部件的简单组合。

一、经络与阴阳

中医将经络中内属脏的，或跟脏直接相连的、关系最密切的称为阴经。它与脏所对应的腑又有紧密的联系，中医称这种关系为络；将内属腑的，或跟腑直接相连、关系最密切的经称为阳经。同样，它络于腑所相对应的脏，阳经在四肢的外面，阴经在四肢的内面。

二、经络与五行

中医的五行学说，是以木、火、土、金、水五种物质的特性来归类自然界的各种事物和现象，五行相生的次序是：木生火，火生土，土生金，金生水，水生木；五行相克的次序是：木克土，土克水，水克火，火克金，金克木。《内经》将五行学说用于医学，形成了中医学的五行学说。于是五行与人体脏腑对应起来，其中经络对应关系为：木、火、土、金、水分别对应肝经、心经、脾经、肺经、肾经。

　　肝经太旺的人平时都容易生气，因肝经主怒。若是女士的话就易得乳腺增生，因肝经要经过乳房；肝经有异常的话同时影响到脾经，又因木克土，所以她同时也会有消化系统方面的问题，比如腹泻、腹胀或胃痛等病。

三、经络与五色

　　青、赤、黄、白、黑五色分别对应的经络是肝经、心经、脾经、肺经、肾经，根据经络与五色的对应关系，建议心经虚的人，即心慌心悸的人多穿红色衣服；肺经虚的人，即平时常感冒的人多穿白色衣服；肝经虚的人，即平时胆小、容易被惊吓的人，多穿青色衣服；肾经虚的人，即平时怕冷的人多穿黑色衣服。

　　心经、夏天、红色在五行里都是属火，所以中医提出红色衣服为夏天着装的首选，不少人认为夏天穿白色衣服最好，其实穿红色的最好，因为红色的可见光波最长，可以大量吸收紫外线，保护皮肤并防止皮肤老化，这个结论又印证了中医理论的博大精深。

四、经络与五味

　　在中医理论中，经络与五味对应为：酸入肝经，甘入脾经，苦入心经，辛入肺经，咸入肾经；而五味的功能为酸收、甘缓、苦泻、辛走、咸润，并通过经络传导间接地作用于脏腑。如某人喜吃酸东西，如果他的胃不好，那就得少吃，因为酸是属木，旺肝经，木克土，而胃是属土。当人的某个经络功能下降时，对某些滋味就感觉不到；当某个经络亢奋时，即使没吃东西口中也会感到有某种很重的口味，比如心火重时口发苦。

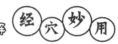

经络的神奇功效

经络是一个通道系统，由经脉和络脉组成。经脉为该系统的主要干道，有固定的循行路线，有规律地纵向运行，深层分布；络脉则是经脉的分支，为次要通道，呈网络状运行，浅表分布。这个系统在内部连属于五脏六腑；在外则连属于筋肉、皮肤。致病邪气可通过该系统入里；体内病变通过该系统表现于外；脏腑疾病通过该系统相互传变。总之，它是运行全身气血、联络脏腑形体官窍、沟通上下内外、感应传导信息、调节机体各部的通路。所以对其的掌握和运用有利于疾病的诊断和治疗。

一、经络的作用

1.联络脏腑、沟通全身

经络学说认为，正是依靠着经络的这种作用，人体的五脏六腑、四肢百骸、五官九窍、皮肉筋骨等组织器官才构成一个整体，保持相对的协调与统一，来完成正常的生理活动。

2.运行气血、营养周身

经络是人体气血的重要通路，全身各组织器官只有得到气血濡润才能完成正常的生理功能。经脉，古人认为就是血脉，认为其在人体内循环无端，与现代医学中的血液循环有相似之处。

3.抗御病邪、保卫机体

人体中两种重要的维持正常生命活动的气是营气和卫气，营气行于脉中，而卫气行于脉外，通过经络系统使营卫之气分布于周身。当外邪侵袭人体时，经络系统起相应的反应，抗御外邪，保卫机体，维持机体对外在环境的适应和平衡。

二、经络病变的类型

1.经气虚实

经络的气血偏盛，可引起和它络属的脏腑、组织、器官的功能过亢，破坏各经络、脏腑生理功能的协调平衡而发病；经络的气血偏衰，则能引起和它络属的脏腑组织器官的生理功能减退而发病。

2.经气郁滞

若经络的气血运行不畅，常可累及所络属之脏腑以及经络循行部位的生理功能。例如，足厥阴肝经的经气不利，常是形成胁痛、瘿瘤、梅核气、乳房结块等的主要原因。经络联系五官九窍，故经气不畅也常影响到孔窍，出现相应的症状，如肝开窍于目，肝郁化火，经气郁滞，则现目赤肿痛等；肾之经气不能上充于耳，则出现耳聋等。

3.经气逆乱

经络的气血逆乱，主要是由于经气的升降逆乱，从而影响气血的正常运行，导致气血的上逆或下陷而致病。

4.经气衰竭

经络的气血衰竭，是指由于经气的衰败至终绝，气血也随之衰竭而导致生命垂危的一种病理变化。由于十二经脉之经气是相互衔接的，所以一经气绝，十二经气亦随之而绝。临床上通过观察经络气血衰竭的表现，即可判断病变的发展和预后。

三、经络理论的运用

经络调治的范围甚广，有较严重的但限于部分群体的疾病，如肿瘤等；也有较轻浅但覆盖面甚广的群体亚健康状态，如痤疮、颈腰椎综合征、失

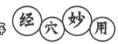

眠、便秘、高脂血症、性功能障碍等。经络理论在临床被广泛应用，归纳起来有以下几个方面。

1.分经辨证

分经辨证是以经络的循行部位和生理病理特点及其所联系脏腑的生理病理为基础，辨析各条经络及其相关脏腑在病理情况下的临床表现，从而辨析病证的所在部位、病因病机及其性质特征等，为治疗提供依据。分为十二经脉证候和奇经八脉证候。

2.循经取穴

循经取穴是指根据经脉的循行路线和联系范围来选取穴位进行治疗，这是针灸治病最常用的一种方法。它强调针灸治疗必按病变部位、病变脏腑的不同来分析和确定属于哪些经脉，然后顺藤摸瓜，选用相应经脉的穴位，这样可避免无的放矢。

3.药物归经

药物归经是指某种药物对某经病证有特殊的治疗作用，即将其归属于某经的中药学理论。古代医家重视药物归经的理论，了解药物性味而使其各归其经，则力专用宏，疗效更著。

经络如何养护我们的身体

一、十二经脉功能主治

1.手太阴肺经

本经主治有关肺系及肺经循行所致的疾病，如咳嗽，气上逆而不平，喘息气粗，心烦不安，胸部满闷，上臂、前臂的内侧前边疼痛或厥冷，或掌心发热。本经的异常变动表现为：肺部胀满，气喘、咳嗽；严重的则交捧着两手，感到胸部烦闷，视力模糊。还可发生前臂部的气血阻逆，如厥冷、麻木、疼痛等症。

2.手阳明大肠经

本经主治有关"津"方面所发生的病症：眼睛昏黄，口干，鼻塞，流清涕或出血，喉咙痛，肩前、上臂部痛，食指痛而不好运用。本经的异常变动表现为：牙齿痛，颈部肿胀。

3.足阳明胃经

本经主治有关"血"方面所发生的病症：躁狂，腹股沟部、大腿前、小腿外侧、足背上等处疼痛，足中趾不能运用等。本经的异常变动表现为：颤抖发冷，喜欢伸腰，屡屡呵欠，颜面暗黑。

4.足太阴脾经

本经主治有关"脾"方面所发生的病症：舌根部痛，身体不能活动，食不下，心胸烦闷，心窝下急痛，大便溏，腹有痞块，泄利，小便不通，黄疸，不能安睡，勉强站立，大腿和小腿内侧肿、厥冷，足大趾不能运动。本经的异常变动表现为：舌根部发强，食入即吐，胃脘痛，腹胀，好嗳气，得到大便或放屁后就感到轻松，全身感到沉重无力。

5.手少阴心经

本经主治有关"心"方面所发生的病症：眼睛发黄，胸胁疼痛，上臂、前臂内侧后边痛或厥冷，手掌心热痛。本经的异常变动表现为：咽喉干燥，心口痛，口渴欲饮；还可发为前臂部的气血阻逆，如厥冷、麻木、疼痛等症。

6.手太阳小肠经

本经主治有关"液"方面所发生的病症：耳聋，眼睛昏黄，面颊肿，颈部、颔下、肩胛、上臂、前臂的外侧后边痛。本经的异常变动表现为：咽喉痛，颔下肿不能回顾，肩部痛得像被牵引，上臂痛得像被折断。

7.足太阳膀胱经

本经主治有关"筋"方面所发生的病症：痔，疟疾，躁狂、癫痫，头囟后项痛，眼睛昏黄，流泪，鼻塞、多涕或出血，后项、背腰部、骶尾部、膝弯。本经的异常变动表现为：头重痛，眼睛要脱出，后项像被牵引，脊背痛，腰好像被折断，股关节不能弯曲，腘窝好像凝结，腓肠肌像要裂开；还可发生外踝部的气血阻逆，如厥冷、麻木、疼痛等症。

8.足少阴肾经

本经主治有关"肾"方面所发生的病症：口热，舌干燥，咽部发肿，气上逆，喉咙发干而痛，心内烦扰且痛，黄疸，腹泻，脊柱、大腿内侧后边痛，痿软，厥冷，喜卧，脚心发热而痛。本经的异常变动表现为：饥饿而不想进食，面色黯黑像漆柴，咳嗽痰唾带血，气急，刚坐下就想起来，两目视物模糊不清、心像悬空而不安，有如饥饿之感；肾气虚的容易发生恐慌、心中怦怦跳动；这还可发生为"骨"方面的深部的气血阻逆，如厥冷、麻木、疼痛等症。

9.手厥阴心包经

本经主治有关"脉"（心主血脉）方面所发生的病症：心胸烦闷，心痛，掌心发热。本经的异常变动表现为：心中热，前臂和肘弯掣强拘急，腋窝部肿胀，甚至胸中满闷，心跳不宁，面赤、眼睛昏黄，喜笑不止。

10.手少阳三焦经

本经主治有关"气"方面所发生的病症：自汗出，眼睛外眦痛，面颊肿，耳后，肩部、上臂、肘弯、前臂外侧均可发生病痛，无名指运用欠灵活。本经的异常变动表现为：耳聋，耳鸣，咽肿，喉痛。

11.足少阳胆经

本经主治有关"胆"方面的病症：如头痛，颞痛，眼睛外眦痛，缺盆中肿痛，腋下肿，自汗出，战栗发冷，疟疾乃危急部、胁肋、各骨节都疼痛。本经的异常变动表现为：嘴里发苦，好叹气，胸胁痛不能转侧，甚则面孔像蒙着微薄尘，身体没有脂润光泽，小腿外侧热，还可发为足少阳部分的气血阻逆，如厥冷、麻木、疼痛等症。

12.足厥阴肝经

本经主治有关"肝"方面的病症：如腰痛、胸满、呃逆、遗尿、小便不利。本经的异常变动表现为：腰痛不得前俯后仰，男人可出现小肠疝气，妇女可出现小腹部肿胀，严重的则咽喉干，面灰尘，脱了血色。

二、奇经八脉功能主治

1.督脉

督脉循身之背，入络于脑，如果督脉脉气失调，就会出现"实则脊强，虚则头重"的病证。由于督脉总统一身之阳气，络一身之阴气，不仅发生腰脊强痛，而且也能"大人癫疾、小儿惊痫"。同时，督脉的别络由小腹上行，如脉气失调，亦发生从少腹气上冲心的冲疝，以及癃闭、痔疾、遗尿、女子不孕等证。主治手足拘挛、震颤、抽搐、中风不语，痫疾、癫狂、头部疼痛，目赤肿痛流泪，腿膝腰背疼痛，颈项强直、伤寒、咽喉牙齿肿痛，手足麻木，破伤风，盗汗等。

2.任脉

任脉循行胸腹正中，于小腹部与足三阴交会，如脉气失调，可发生前阴诸病，如疝气、白带、月经不调、不育、小便不利、遗尿、遗精、阴中痛等。主治痔疾，便泄，痢疾，疟疾，咳嗽，吐血，溺血，牙痛，咽肿，小便

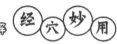

不利，胸脘腹部疼痛，噎嗝，产后中风，腰痛，死胎不下，脐腹寒冷，膈中寒，乳痛、血疾等。

3.冲脉

冲脉和任、督同源异流，冲脉起于胞中，如脉气失调，则有月经失调、不孕、漏胎、小产等病出现；本经循腹至胸中而散，故有气急、胸腹痛，气上冲心等症。主治心（胃）痛，胸脘满闷，结胸、反胃、酒食积聚，肠鸣、水气，泄泻、噎嗝症，气急、胁胀、脐腹痛，肠风便血，疟疾，胎衣不下，血崩昏迷等。

4.带脉

带脉不和，可见妇女月经不调，赤白带下等症。带脉失调，可发生痿症。主治中风手足不举、肢体麻木拘挛，发热，头风痛，项肿，眼目赤痛，齿痛、咽肿、头旋，耳聋，皮肤风痒，筋脉牵引不舒、腿痛、胁肋疼痛等。

5.阳跷脉

阳跷脉气失调，会出现肢体内侧肌肉弛缓而外侧拘急的病症。申脉通于阳跷，主治腰背强直，癫痫，骨节疼痛，遍身肿，满头出汗等。

6.阴跷脉

阴跷脉气失调，会出现肢体外侧的肌肉弛缓而内侧拘急。主治腰背强直，癫痫，骨节疼痛，遍身肿，满头出汗等；照海通于阴跷，主治咽喉气塞，小便淋沥，膀胱气痛，肠鸣、肠风下血，黄疸、吐泻、反胃，大便艰难，难产昏迷，腹中积块，胸膈嗳气，梅核气等。

7.阳维脉

阳维脉主表证。阳维脉发病，出现发冷、发热、外感热病等表证。

8.阴维脉

阴维脉主里证。阴维脉发病，出现心痛、胃痛、胸腹痛等里证。

"腧穴"并不神秘

腧穴是人体脏腑经络之气输注于体表的部位，是针灸治疗疾病的刺激点与反应点。腧穴的本义是指人体脏腑经络之气转输或输注于体表的分肉腠理和骨节交会的特定的孔隙，分为经穴、经外奇穴和阿是穴、耳穴四类。有输注脏腑经络气血，沟通体表与体内脏腑的联系的功能。

一、准确定位腧穴

人体腧穴各有自己的位置。腧穴定位的准确与否，可直接影响治疗效果。现代临床常用的腧穴定位与取穴法有骨度分寸法、体表标志法和手指比量法。

骨度折量法是将人体的各个部位分成若干等分折量取穴的方法，每一等份为1寸。体表标志法是以人体各种体表解剖标志作为取穴的依据，如两眉之间取印堂穴，两乳之间的中点取膻中穴等。手指比量法是以手指的宽度为标准，作为取穴的尺寸。如中指中节两端横纹头之间为1寸，称中指同身寸。拇指指关节的横度为1寸，称拇指同身寸。将食指、中指、无名指和小指并拢，以中指中节横纹处的横度为3寸。

二、腧穴的作用

腧穴的主要生理功能是输注脏腑经络气血，沟通体表与体内脏腑的联系。临床上腧穴有诊断疾病和治疗疾病的作用。由于腧穴有沟通表里的作用，内在脏腑气血的病理变化可以反映于体表腧穴，相应的腧穴会出现压痛、酸楚、麻木、结节、肿胀、变色、丘疹、凹陷等反应。利用腧穴的这些病理反应可以帮助诊断疾病。腧穴更重要的作用是治疗疾病，通过针灸、推

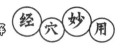

拿等刺激相应腧穴，可以疏通经络，调节脏腑气血，达到治病的目的。腧穴的主治作用有：

1.近治作用

近治作用是指所有腧穴主治作用中具有的共同特点。凡是腧穴均能治疗该腧穴所在部位和邻近组织、器官的疾病。

2.远治作用

远治作用是指十四经腧穴主治作用的基本规律。在十四经腧穴中，尤其是十二经脉在四肢肘膝关节以下的腧穴，不仅能治疗局部病证，而且能治疗本经循行所涉及的远隔部位的组织、器官、脏腑的病证，甚至具有治疗全身疾患的作用。

3.特殊作用

大量的临床实践已经证明，针刺某些腧穴，对机体的不同状态，可起着双相的良性调整作用。如针刺天枢能止泻；便秘时，针刺天枢又能通便。腧穴的治疗作用还具有相对的特异性，如大椎退热、至阴矫正胎位等，均是其特殊的治疗作用。

腧穴是人体健康的堡垒

经络是人体健康的晴雨表，穴位就是生命和身体的守护神，为我们的健康保驾护航。

一、十二原穴：生命活动的原动力

十二经脉在腕、踝关节处各有一原穴，是脏腑元气经过和留止的部位。元气源于肾，藏于丹田，是人体生命活动的原动力。原穴作为脏腑元气经络和留止的部位，能反映脏器的病变。十二原穴主要包括太渊，大陵，神门，合谷，阳池，腕骨，太白，太冲，太溪，冲阳，丘墟，京骨。

二、经外奇穴：疗效独特的治病能手

经外奇穴是指有一定名称和位置，但尚未归入十四经脉系统的腧穴。其主治单一，疗效奇特，无规律可言，但是可以充分应用于疾病的治疗中。

三、八脉交会穴：治病的好帮手

人体内存在着奇经八脉与十二经脉相通的八个穴位，包括公孙、内关、外关、足临泣、后溪、申脉、列缺和照海，这八个穴位是治病的灵药。

四、五输穴：四肢疾病的治疗者

五输穴是指分布在四肢肘、膝关节至四肢末梢的五个特定的腧穴，即"井、荥、输、经、合"五类腧穴的简称，极易取穴。

五、八会穴：八种脏器功能的掌管者

八会穴是指分别对脏、腑、气、血、筋、脉、骨、髓八部分有重要作用的八个穴位，它们与其所属的八种脏器的生理功能有着密切的联系。八会穴包括：脏会章门，腑会中脘，气会膻中，血会膈俞，筋会阳陵泉，脉会太渊，骨会大杼，髓会绝骨。

六、阿是穴：遍布全身的疗疾师

阿是穴不是某个固定的穴位，全身任何一个部位都可能是阿是穴。

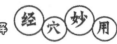

某个人体部位用手指按压，哪里有明显的酸麻胀痛等感觉，哪里就是阿是穴。

养生以调理经络为本

经络是连接五脏六腑和四肢百骸的网线和桥梁，也是通过体表来医治内脏的长臂触手。养生必须以调理经络为本。

一、经络养生的实践规律

经络是养生的关键。容易感冒拍肺经；疲劳透支找脾经；心烦心痛找心经；吸收不好小肠经；颈肩腰背膀胱经；精力不足找肾经；失眠多梦找心包；奇难杂症找三焦；废物积滞找胆经；情志抑郁找肝经。

经络保健贵在实践，更要长期坚持。手指脚趾多揉揉，失眠头痛不用愁；常揉拇指健大脑；常揉食指胃肠好；常揉中指能强心；常揉环指肝平安；常揉小指壮双肾；十指对力强心脏；双手对插头脑清；旋转关节通经脉；反掌伸展松筋骨；按揉十指祛头痛；按摩四关行气血；摇肩转膊松颈椎；甲角切切精神爽。

二、人体排毒时间表

我们的身体很神奇，各个脏器都有自己的运行规律和排毒功能，夜间尤其要注意。有些人忽视这一规律，喜欢熬夜、不吃早饭等，会造成身体透支，影响身体健康。

时间段	脏器功能	注意事项
21：00～23：00	淋巴开始了它的排毒过程，免疫系统活跃起来	开始睡觉，失眠者至少要保持静下心来，听听音乐，使自己尽量保持安静
23：00～1：00	胆排毒的时间	应该继续熟睡，以便有利于肝胆的排毒
1：00～3：00	肝脏开始排毒	熟睡，不要熬夜，此时不睡觉的话，肝脏就会受损
24：00～4：00	脊椎造血的时段	必须要熟睡，千万不要熬夜
3：00～4：00	人的肺开始排毒了	平时咳嗽的人，此时就会加重咳嗽，应平心静气。但不必立即服用止咳药，以免抑制肺部废物的迅速排出
5：00～7：00	大肠蠕动最快	这时起床喝水，运动后排便是最佳时间
7：00～9：00	人的小肠开始大量吸收营养的时间	最好七点半前吃早餐，务必养成每天吃早餐的好习惯

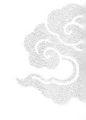

你的经络是否畅通

经络通畅，百病不来

我们的身体就好比一台电子计算机，一个按键（穴位）对应一个程序。只要找到属于你的那个穴位，轻轻一按，让经络畅通，人体的自愈程序就被成功开启了。

一、自愈能力是人体的本能

现在越来越多的人对人体的奥秘有了认识，知道有时仅仅依靠人体的自愈能力就能治好许多病，这个自愈能力其实就是人体的一种本能。

有句谚语叫"有病不治，常得中医"。生了病以后顺其自然，和找一个中等水平的医师看病是差不多的。这句话并不是在贬低医学的作用，而是强调人体的自愈能力。自愈能力除了通常所说的针对致病微生物的免疫能力外，还有排异能力、修复能力（愈合和再生能力）、内分泌调节能力、应激能力等，呕吐、腹泻和咳嗽等往往也是自愈能力发挥作用的表现形式。人类可以通过调节生存环境、实现饮食的生理平衡、适当运动以及接受低于致病量的微生物刺激获得免疫力、激活骨髓造血干细胞等办法来巩固和提高自愈力。

二、经络与人体自愈能力

经络穴位是人体自愈能力的触发点。如果我们的身体出现异常，经络穴位也是可以触知或感知的。穴位的酸、痛、麻、胀、木、重、板等，都是身体健康状况的智能反应。经络穴位其实就是人体智慧的显示器，它能非常准确、及时地将人体健康状况反映出来。

在《黄帝内经》中有这样的描述："五脏有六腑，六腑有十二原，十二

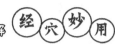

原出于四关，四关主治五脏。五脏有疾，当取之十二原。"　"欲得而验之，按其处，应在中而痛解。"这都是说五脏六腑的疾病会在体表穴位有所反应，按压这些反应点，就能判断疾病，并使疾病缓解、痊愈。

如何确认自己身上的经络是否通畅

一、确认经络通畅的方法

如果一个人的经络已经通了，大体上可以用以下几个方法检查。

1. 身上的肉捏着不感觉痛

检验经络是否通的最简便的方法，就是捏一下你自己身上的肉，看是否痛，尤其是胳膊外侧的三焦和小肠经的位置，或者大腿上的肉，能够很方便和明显地感觉出来。

2. 有明显的过血现象

用一只手攥住另一只手的手腕，一定要攥紧，当过1分钟左右的时候，会看到被攥住手腕的手掌逐渐从红色变成了白色，而当突然松开的时候，会感觉一股热流一直冲到了手指尖，同时手掌也会从白色变成红色，这种现象就称为过血，说明经络是通的。压住股动脉，然后大约1分钟的时间，猛地松开手，看看血能否冲到脚趾尖。最好的情况是能冲到脚趾尖，而且过血的感觉是呈圆桶状，腿前后一起过，但很多人都过不了膝盖，但凡这种都需要好好打通你的经络。

3. 搓八髎

脚会发热压股动脉，主要是测试你的足三阴经和三阳经的情况，会有明显的过血感觉。如果想重点测试一下督脉及膀胱经的情况，那么就要通过搓八髎了。所谓八髎，是八个穴位的统称，即上髎、次髎、中髎、下髎，分布在左右两条膀胱经上。

4.平躺下肚子塌陷

肚子上集中了人体的很多经络，这个位置的经络是否通畅非常重要。首先手捏着不痛；其次是肚子要塌，就是平躺在床上，要能显出肋骨来，往肚子上浇点水而不会流。俗话说"肚子软如棉，百病都不缠"。打通肚子这段的经络，主要靠的是刮痧和按摩，一般不适合拔罐。

如果上述四点你都能做到了，那么就说明你的经络是通的，这个时候，你进补的东西身体才能吸收。现在绝大多数的慢性病患者，经络基本上都是不通的。一切治病的手段都要从打通经络开始。

二、如何保持经络通畅

中医认为，血是运送营养物质的基础，气是营养物质产生的动力，而经络行使的是运送气血的职能，只有贯通全身，才能濡养所有的器官和组织。如果气血分配不均，就要纠正局部偏盛或偏衰；一旦脏腑染病，所属的经络穴位会发生相应改变，从而在人体体表上有所反应。

1.薄荷茶疏经络

取干薄荷叶15克，绿茶3克，冲入沸水1 500毫升，待泡出味且稍凉后，滤去残渣，再加少量冰糖，或把鲜薄荷叶洗净，放入杯中，直接冲入开水饮用。

2.老丝瓜引导经络

老丝瓜1条，切碎炒至微黄，研成细末，每次10克，用热水冲服。

3.莲花坐活动韧带

坐时，屈左腿，将左脚的脚背放在右大腿的腹股沟处，双手放在左膝盖上，轻柔地做上下弹性运动数次，使之接触地面；然后换右脚。

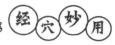

4.轻揉耳轮通肾气

双手握空拳，以拇指、食指沿耳轮上下来回推摩1分钟，直至耳轮充血发热。

5.梳头促进血循环

用手指或木梳从额头前至枕后，从两侧的颞部至头顶进行"梳头"，每回50～100次，以晨起梳头为最佳。

6.调息通五脏

每天清晨，用鼻子吸气，嘴呼气，默念"嘘""呵""呬""吹""呼"字，不要出声。每个字音对应一个脏腑：嘘对应肝，呵对应心，呬对应肺，吹对应肾，呼对应脾。

经络保健关系到一生的健康

一、经络通畅则百病不生

经络是人体内重要的医疗保健系统。由于经络的存在，人体便具有了自我调节和适应环境的能力。我们把在疾病发生时经络具有的自我医疗的功能，称作人体的潜能。现代人与古人相比，人体的潜能大多被闲置，更多的人在生病时习惯于依赖医生和药物，这会导致经络系统的功能受到抑制。主动地刺激和激发经络的自我医疗功能，能有效提高健康水平。

经络的存在，其最主要的作用就是维护人体生命的正常机制，使人具有适应各种外界自然环境的能力。经络系统出了问题，人就会产生各种疾病，这也就是在中医里讲到的"通则不痛，痛则不通"的道理。经络畅通，气血运行正常，人就不会生病。相反，经络不通，各种疾病也就随之而来。其根本就在于经络。

二、经络保健与排毒

中医认为，毒可侵害人体，耗伤气血，破坏脏腑、经络、气血、营卫的正常运行，从而发生疾病与衰老。它可使人发生各种疾病，并损害人体免疫系统，严重威胁人体健康。

人体每一个部位都在进行着新陈代谢，不停地排出废物，人体经络系统则不断地进行废物的运输。脏器的能力降低或者人体动力系统出现问题都会导致经络堵塞，堵塞的经络又进一步恶化脏器的疾病，形成恶性循环。

为了达到祛病强身、养生保健的目的，必须最大限度地保持排毒管道通畅。尤其是保持消化管道畅通，中医的穴位按摩、针灸、刮痧治疗等经络治疗手段是在借助外力协助人体排毒。能够打通人体内堵塞的经络，激发经络之潜能，强健五脏，通调六腑，调理气血，长葆年轻和健康。

从现在开始，打通你的奇经八脉

中医经络的特色在于可以不依赖西方医学的检测，只根据症状来治疗。它的理念是"整体观念，辨证施治"，随着被治疗者的年龄、性别、症状等的不同，治疗的方法也各不相同。中医更强调把人当成一个整体，而不是"头痛医头，脚痛医脚"。因为经络不通本身就是一种整体功能的失调表现，所以中医经络治疗有独到之处。许多传统中医的技术，比如针灸、按摩、足疗、拔罐、刮痧、艾灸都可以应用进来，再配合喝汤药，效果就会倍增。

一、如何打通奇经八脉

（1）经常运动。只有经常运动，气血才能周流全身，经络也才能通畅。

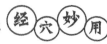

（2）多吃葱、蒜、海带、海藻、萝卜、山楂等具有行气活血作用的食物。

（3）保持心情愉快。因为人心情不好时，气机就会郁结，气机郁结就会导致经络不通。

（4）严重时还可通过刮痧、按摩、拔罐等方法来解决。这些方法都能起到疏通经络的作用。

二、打通经脉的家庭疗法

1.刮痧

中国传统的自然疗法之一，它是以中医皮部理论为基础，用牛角、玉石等在皮肤相关部位刮拭，以达到疏通经络、活血化瘀之目的。刮痧可以扩张毛细血管，增加汗腺分泌，促进血液循环。经常刮痧，可起到调整经气、解除疲劳、增加免疫功能的作用。

2.按摩

按摩是以中医的脏腑、经络学说为理论基础，并结合西医的解剖和病理诊断，用手法作用于人体体表的特定部位以调节机体生理、病理状况，达到理疗目的的方法，它是一种物理的治疗方法，可分为保健按摩、运动按摩和医疗按摩。

3.拔罐

拔罐是借助热力排除罐中空气，利用负压使其吸着于皮肤，造成瘀血现象的一种治病方法。可以逐寒祛湿、疏通经络、祛除瘀滞、行气活血、消肿止痛、拔毒泻热，具有调整人体的阴阳平衡、解除疲劳、增强体质的功能，从而达到扶正祛邪、治愈疾病的目的。

4.艾灸

艾灸是使用艾绒或其他药物放置体表的经络腧穴或疼痛处烧灼、温熨，借灸火的温和热力及药物作用，通过经络的传导，以温通经脉、调和气血、协调阴阳、扶正祛邪，达到治疗疾病、防病保健、养生美容之功效。《黄帝内经》的《灵枢·官能》说"针所不为，灸之所宜"，《医学入门》亦说："药之不及，针之不到，必须灸之。"可见灸法很早就被人们所重视，由于其安全性高、无毒副作用、养生保健，因此流传很广。

准确找到穴位并不难

经络之所以能治病健体是由于它具有活血祛瘀、疏通经络、调整脏腑功能、增强人体免疫力、强壮体质的作用。既然人体经络有如此大的作用，今人为何弃之不用或用而不能坚持呢？原因主要是疗效不确切或者根本不见效。之所以不见效，关键不在经络，而在于取穴定位不准，或者根本没有找到穴位。因此要发掘经络"决生死、治百病"的作用，达到祛病延年的目的，需首先掌握取穴定位的方法。

一、准确取穴的方法

1.人体自然标准取穴法

该方法是根据人体的一些自然条件来作为定穴的一种标准。如以胸部的特征作标准，两乳之间取膻中穴，对脐取命门穴，背部脊柱第一胸椎之上取大椎穴，第二胸椎之上取陶道穴，头部两眉中间取印堂穴，两耳尖直上至头顶取百会穴，手的拇指虎口交叉食指端处两筋骨中取列缺穴，两手垂直向下垂手中指尽处取风市穴，半握拳以中指的指尖切压在掌心的第一横纹上取劳宫穴等。

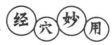

2.手指同身寸法

该取穴法是以手指为标准来测量取穴的一种方法。这种方法简便易行，准确度较高，适用于不同身高的人。

（1）中指同身寸法：是指将手的中指尖和拇指间连接成环状，以中指第一节与第二节侧面两端横纹之间的距离折为1寸（人身寸），并以此为标准取穴为中指同身寸法。

（2）横指同身寸法：是以手指的宽度作为取穴的尺度，将食指、中指、无名指和小指并拢，四个指头第二节总的宽度折为3寸。

3.骨度取穴法

骨度取穴法是把人体各部位相隔的距离规定出一定的长度或宽度，折成若干等份，适用性强，如把腕横纹至肘横纹之间为12寸，腋横纹至肘横纹为9寸，前发际至后发际为12寸，耳后两完骨之间为9寸，脐中至横骨上廉（耻骨联合上缘）为5寸，两乳之间为8寸，大椎与尾骶之间为21寸，膝中至外踝尖16寸，外踝尖与足底之间为3寸等。

4.经验取穴法

由于人个体之间还会有差异，因此还要结合如下标准和某些穴位特点来取穴。一般正确的经穴多在骨的上下左右旁，或两骨相接的关节部位凹陷中，或骨骼和肌肉的中间，或两肌的中间，很少在骨上或血管中；在骨旁侧部位的经穴可用拇指指尖掐之，如有酸麻即触电般的感觉说明取穴正确，如没有感到酸麻胀可将手指上下左右移动试掐，直至找到酸麻胀处方为正穴；穴位按压正确时会感到酸麻胀如触电般的通上达下，如无此感觉，只觉麻痛（有的数分钟才感觉到酸麻）应加深或偏左偏右试之，如按压对了穴位其效会立见，有的会缓慢见效，有的会在压后较长时间见效。

二、准确取穴的判断标准

当我们点按穴位位置正确时，有四个重要的感觉：酸、麻、胀、痛，当有这四个感觉的时候，证明穴位取对了。除此之外，穴位处还有一些特别的反应，这也是我们判断是否正确取穴的一种辅助方法，比如有的穴位周围会有硬结，有的穴位会有色素沉着，有的穴位温度会有变化等。

疏通经络的常用方法

按摩：通经活络，把握好力度

按摩是以中医的脏腑、经络学说为理论基础，并结合西医的解剖和病理诊断，而用手法作用于人体体表的特定部位以调节机体生理、病理状况，达到理疗目的的方法，从性质上来说，它是一种物理的治疗方法。从按摩的治疗上，可分为保健按摩、运动按摩和医疗按摩。

一、主要方法

按摩的常用十七种手法为推法、擦法、揉法、揉捏法、搓法、按法、摩法、拍击法、抖法、运拉法、拿法、滚法、刮法、掐法、弹筋法（提弹法）、拔法（分筋法）、理筋法（顺筋法），本文主要介绍以下几种。

1.推法

用手或掌等部分着力于被按摩的部位上，进行单方向的直线推动为推法。轻推法具有镇静止痛、缓和不适感等作用；重推法具有疏通经络、理筋整复、活血散瘀、缓解痉挛、加速静脉血液和淋巴液回流等作用，可用于按摩的不同阶段。

2.擦法

用手的不同部位着力，紧贴在皮肤上，做来回直线的摩动的方法是擦法。擦法具有温经通络、行气活血、镇静止痛、提高皮肤温度、增强关节韧带的柔韧性等作用。轻擦法多用于按摩开始和结束时，以减轻疼痛或不适感；重擦法多插用于其他手法之间。

3.揉法

用手的不同部位，着力于一定的部位上，做圆形或螺旋形的揉动，以带

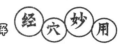

动该处的皮下组织随手指或掌的揉动而滑动的手法为揉法。揉法具有加速血液循环、改善局部组织的新陈代谢、活血散瘀、缓解痉挛、软化瘢痕、缓和刺激和减轻疼痛的作用。全掌或掌根揉，多用于腰背部和肌肉肥厚部位；拇指揉法多用于关节、肌腱部；拇、中指端按揉是穴位按摩常用的手法。

4.搓法

用双手挟住被按摩的部位，相对用力，方向相反，做来回快速搓动的手法为搓法。搓法具有疏经通络、调和气血、松弛组织、缓解痉挛、加速疲劳消除、提高肌肉工作能力等作用。适用于腰背、胁肋及四肢部，以及上肢部和肩、膝关节处，常在每次按摩的后阶段使用。

5.按法

用指、掌、肘或肢体的其他部位着力，由轻到重地逐渐用力按压在被按摩的部位或穴位上，停留一段时间，再由重到轻地缓缓放松的手法为按法。按法具有舒筋活络、放松肌肉、消除疲劳、活血止痛、整形复位等作用。临床上常与拇指揉法相结合，组成"按揉"复合手法，以提高按摩效应及缓解用力按压后的不适感，掌按法多用于腰背部、肩部及四肢肌肉僵硬或发紧，也用于关节处，如腕关节、踝关节等。

二、主要作用

按摩治疗的范围很广，在伤科、内科、妇科、儿科、五官科以及保健美容方面都可适用，尤其是对于慢性病、功能性疾病疗效较好。

由于按摩有利于循环系统和新陈代谢，对于一般慢性病或身体过度虚弱的患者，是比较安全可靠的。对于不便吃药的孩子，按摩可增强小儿体质，起到预防保健作用。对于某些复杂疾病，还可配合针灸、药物治疗。但是，对于一些急性的或高热的传染病，或脏器病变，如伤寒、肺炎、肺结核等，按摩只能起配合作用。

三、注意事项

按摩者的双手应保持清洁、温暖，指甲应修剪，指上不戴任何装饰品，以免损伤被按摩者的皮肤；为了按摩顺利进行，取得良好的效果，按摩者的体位应便于操作，被按摩者的肌肉应充分放松；全身按摩时应注意操作方向，要顺着血液和淋巴液回流的方向；按摩时，要注意顺序，用力要由轻到重，再逐渐减轻。

刮痧：疏散瘀积，强身保健活气血

刮痧是中国传统的自然疗法之一，它是以中医皮部理论为基础，用牛角、玉石等在皮肤相关部位刮拭，以达到疏通经络、活血化瘀的目的。刮痧可以扩张毛细血管，增加汗腺分泌，促进血液循环，对于高血压、中暑、肌肉酸疼等所致的风寒痹症都有立竿见影之效。经常刮痧，可起到调整经气、解除疲劳、增加免疫功能的作用。

一、主要方法

1.头部

头部有头发覆盖，须在头发上面刮拭。为增强刮拭效果，可使用刮板薄面边缘或刮板角部刮拭，每个部位刮30次左右，刮至头皮有发热感为宜。太阳穴可用刮板角部从前向后或从上向下刮拭。对于头部两侧，可将刮板竖放在头维穴至下鬓角处，沿耳上发际向后下方刮至后发际处。头部也可采取以

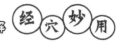

百会穴为中心,向四周呈放射状刮拭。

2.面部

面部由内向外按肌肉走向刮拭。面部出痧影响美观,因此手法须轻柔,忌用重力大面积刮拭。眼、口腔、耳、鼻病的治疗须经本人同意,才可刮出痧。刮拭的按力、方向、角度、次数均以方便刮拭和病患局部耐受为准则。

3.背部

背部由上向下刮拭。一般先刮后背正中线的督脉,再刮两侧的膀胱经和夹脊穴。肩部应从颈部分别向两侧肩峰处刮拭。用全息刮痧法时,先对穴区内督脉及两侧膀胱经附近的敏感压痛点采用局部按揉法,再从上向下刮拭穴区内的经脉。

4.胸部

胸部正中线任脉天突穴到膻中穴,用刮板角部自上向下刮拭。胸部两侧以身体前正中线任脉为界,分别向左右(先左后右)用刮板整个边缘由内向外沿肋骨走向刮拭,注意隔过乳头部位。中府穴处宜用刮板角部从上向下刮拭。

5.腹部

腹部由上向下刮拭。可用刮板的整个边缘或1/3边缘,自左侧依次向右侧刮。有内脏下垂者,应由下向上刮拭。

6.四肢

四肢由近端向远端刮拭,下肢静脉曲张及下肢浮肿患者,应从肢体末端向近端刮拭,关节骨骼凸起部位应顺势减轻力度。

二、主要作用

刮痧疗法的保健作用包括健康保健预防与疾病防变两类。刮痧疗法作用部位是体表皮肤,皮肤是机体暴露于外的最表浅部分,直接接触外界,且对外界气候等变化起适应与防卫作用。皮肤之所以具有这些功能，主要依靠机体内卫气的作用。健康人常做刮痧可增强卫气，卫气强护表能力就强，外邪不易侵表，机体自可安康。若外邪侵表，出现恶寒、发热、鼻塞、流涕等表证，刮痧可将表邪及时祛除，以免表邪不祛，蔓延进入五脏六腑而生大病。

刮痧疗法的治疗作用表现在：活血祛瘀，刮痧可调节肌肉的收缩和舒张，使组织间压力得到调节，以促进周围组织的血液循环。增加组织流量，从而起到"活血化瘀""祛瘀生新"的作用；调整阴阳，刮痧对内脏功能有明显的调整阴阳平衡的作用，刮痧可以改善和调整脏腑功能，使脏腑阴阳得到平衡。

艾灸：行气活血，疏通经脉促循环

艾灸是一种使用燃烧后的艾条悬灸人体穴位的中医疗法，用于内科、外科、妇科、儿科、五官科疾病，尤其对乳腺炎、前列腺炎、肩周炎、盆腔炎、颈椎病、糖尿病等有特效。艾灸疗法的适应范围十分广泛，在中国古代是主要治疗疾病的手段。用中医的话说，它有温阳补气、温经通络、消瘀散结、补中益气的作用。

一、主要方法

1.直接灸

直接灸是指将大小适宜的艾炷，直接放在皮肤上施灸。

2.瘢痕灸

瘢痕灸又名化脓灸，施灸时先将所灸腧穴部位涂以少量的大蒜汁，以增加黏附和刺激作用，然后将大小适宜的艾炷置于腧穴上，用火点燃艾炷施

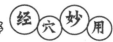

灸。在正常情况下，灸后1周左右，施灸部位化脓形成灸疮，5～6周灸疮自行痊愈，结痂脱落后留下瘢痕。临床上常用于治疗哮喘、肺结核、瘰疬等慢性疾病。

3.无瘢痕灸

施灸时先在所灸腧穴部位涂以少量的凡士林，以使艾炷便于黏附，然后将大小适宜的艾炷，置于腧穴上点燃施灸，当灸炷燃剩至2/5或1/4而患者感到微有灼痛时，即可易炷再灸。一般应灸至局部皮肤红晕而不起泡为度。因其皮肤无灼伤，故灸后不化脓，不留瘢痕。一般虚寒性疾患，均可使用此法。

4.间接灸

间接灸是指用药物将艾炷和艾灸部位的皮肤隔开进行施灸的方法。包括生姜间隔灸、隔盐灸等。隔姜灸是用鲜姜切成直径2～3厘米、厚0.2～0.3厘米的薄片，中间用针刺数孔，然后将姜片置于应灸的腧穴部位或患处，再将艾炷放在姜片上点燃施灸。当艾炷燃尽，再易炷施灸；隔蒜灸是用鲜大蒜头，切成厚0.2～0.3厘米的薄片，中间以针刺数孔，然后置于应灸俞腧或患处，然后将艾炷放在蒜片上，点燃施灸。待艾炷燃尽，易炷再灸，直至灸完规定的壮数。此法多用于治疗瘰疬、肺结核及初起的肿疡等症；隔盐灸是用纯净的食盐填敷于脐部，或于盐上再置一薄姜片，上置大艾炷施灸。多用于治疗伤寒阴证或吐泻并作、中风脱证等。

二、主要作用

灸法又名灸疗，它使用艾绒或其他药物放置体表的腧穴或疼痛处烧灼、温熨。借灸火的温和热力及药物作用，通过经络的传导，以温通经脉、调和气血、协调阴阳、扶正祛邪，达到治疗疾病、防病保健、养生美容之功效。主要表现在：

1.温经散寒

灸法是应用其温热刺激,起到温经通痹的作用。通过热灸对经络穴位的温热性刺激,可以温经散寒,加强机体气血运行,达到临床治疗的目的。所以灸法可用于气血运行不畅,留滞凝涩引起的痹证、腹泻等疾病,效果甚为显著。

2.行气通络

经络分布于人体各部,内连脏腑,外布体表肌肉、骨骼等组织。当人体全部或局部气血凝滞,经络受阻,即可出现肿胀疼痛等症状和一系列功能障碍,此时,灸治一定的穴位,可以起到调和气血、疏通经络、平衡功能的作用,临床上可用于治疗疮疡疖肿、冻伤、癃闭、不孕症、扭挫伤等,尤以外科、伤科应用较多。

3.升阳举陷

灸疗不仅可以起到益气温阳、升阳举陷、安胎固经等作用,对卫阳不固、腠理疏松者,亦有效果,使机体功能恢复正常。如脱肛、阴挺、久泄等病,可用灸百会穴来提升阳气。

4.拔毒泄热

灸法能以热引热,使热外出。灸能散寒,又能清热,表明对机体原来的功能状态起双向调节作用。特别是随着临床范围的扩大,这一作用日益为人们所认识。

5.防病保健

艾灸上穴可使人胃气盛,阳气足,精血充,从而加强身体抵抗力,病邪难犯,达到防病保健之功。现代,灸疗的防病保健作用已成为重要的保健方法之一。

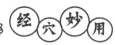

敷贴：调理气血，找准穴位是关键

敷贴疗法是以中医的经络学说为理论根据，把中草药鲜药直接捣碎外敷，或干品研成细末，用水、蜂蜜、植物油、清凉油、姜汁等药液调成糊膏状，或用凡士林、黄醋、米饭、枣泥等制成软膏、丸剂或饼剂，或将中药汤剂熬成膏，或将药末撒于膏药上，再直接敷贴于穴位、患处皮肤用来医治疾病的一种无创痛外医治法。敷贴疗法是中医外医治法的首要构成部分，是我国劳动人民在恒久与疾病作斗争的过程中总结的一套特有的、行之有效的医治办法，它经过了无数次的实践、认识、再实践、再认识的发展过程，有着极为长远的发展历史。

一、主要方法

1.选穴

敷贴选穴力求少而精。一般多选用：病变局部的穴位、阿是穴或经验穴。其中，神阙穴和涌泉穴为常用的敷贴穴。

2.敷贴方法

根据所选穴位，采取适当体位，使药物能敷贴稳妥。敷贴药物之前，定准穴位，用温水将局部洗净，或用乙醇棉球擦净，然后敷药。对于所敷之药，无论是糊剂、膏剂或是捣烂的鲜品，均应将其很好地固定，以免移动或脱落，可直接用胶布固定，也可先将纱布或油纸覆盖其上，再用胶布固定。

目前有专供敷贴穴位的特制敷料，使用固定都非常方便。如需换药，可用消毒干棉球蘸温水、各种植物油，或石蜡油轻轻揩去沾在皮肤上的药物，擦干后再敷药。一般情况下，刺激性小的药物，每隔1～3日换药1次；不需溶剂调和的药物，还可适当延长到5～7日换药1次；刺激性大的药物，应视患者的反应和发泡程度确定敷贴时间，数分钟至数小时不等，如需再敷贴，应待局部皮肤基本恢复正常后再敷药。

二、主要作用

药物最容易由皮肤渗入穴位经络，经由经络气血直达病处，达到扶正祛邪的效果，主治疾病有表皮血管瘤、瘢痕疙瘩、神经性皮炎、湿疹。同时可增加非特异性免疫功能和脑下垂体-肾上腺皮质系统功能，降低过敏状态，达到抗过敏的作用。

拔罐：刺激穴位，疏通瘀滞气色好

拔罐疗法是以罐为工具，利用燃烧、挤压等方法排除罐内空气，造成负压，使拔罐吸附于体表特定部位（患处、穴位），产生广泛刺激，形成局部充血或瘀血现象，而达到以防病治病、强壮身体为目的的一种治疗方法。拔火罐与针灸一样，也是一种物理疗法，而且拔火罐是物理疗法中最有效的疗法之一。

一、主要方法

在拔火罐前，应该先将罐洗净擦干，再让患者舒适地躺好或坐好，露出要拔罐的部位，然后点火入罐。点火时一般用一只手持罐，另一只手拿已点着火的探子，操作要迅速，将着火的探子在罐中晃上几晃后撤出，将拔罐快速放在要治疗的部位；火还在燃烧时就要将罐口捂紧在患处，不能等火熄，否则太松，不利于吸出湿气，要有罐口紧紧吸在身上的感觉才好。注意不要把罐口边缘烧热以防烫伤。 一般拔10~15分钟就可将罐取下，取时不要强行扯罐，不要硬拉和转动，动作要领是一只手将拔罐向一面倾斜，另一只手按压皮肤，使空气经缝隙进入罐内，罐子自然就会与皮肤脱开。主要方法有：

1.留罐法

罐具吸拔在应拔部位后滞留一定时间的方法。

2.走罐法

罐具吸住后，将罐自上而下反复拉动至皮肤潮红。

3.闪罐法

罐具吸拔于施治部位后，手握罐体快速外拔，发出声响，以不留痕迹为宜。

4.刺血拔罐法

用消毒后的三棱针刺破穴位病灶部表皮，使之出血，然后立即拔罐。

二、主要作用

拔罐是民间对拔罐疗法的俗称，又称"拔管子"或"吸筒"。它是借助热力排出罐中空气，利用负压使其吸着于皮肤，造成瘀血现象的一种治病方法。这种疗法可以逐寒祛湿、疏通经络、祛除瘀滞、行气活血、消肿止痛、拔毒泻热，具有调整人体的阴阳平衡、解除疲劳、增强体质的功能，从而达到扶正祛邪、治愈疾病的目的。所以，许多疾病都可以采用拔罐疗法进行治疗。比如筋骨疼，按中医的解释多属风湿入骨。拔火罐时罐口捂在患处，可以慢慢吸出病灶处的湿气，同时促进局部血液循环，达到止痛、恢复功能的目的，从而治疗风湿"痹痛"、筋骨酸楚等不适。

经络保健是最全面的养生法

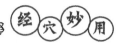

手太阴肺经：滋养肺脏，养阴消热，清心安神

一、主要穴位及作用

本经一侧11穴（左右两侧共22穴）。其中9穴分布于上肢掌面桡侧，2穴在前胸上部，首穴中府，末穴少商。包括云门穴、天府穴、侠白穴、尺泽穴、孔最穴、列缺穴、经渠穴、太渊穴、鱼际穴。

天府：鼻尖触手臂处。治疗过敏性鼻炎。

尺泽：肘横纹外侧。补肾，治疗高血压、哮喘。

孔最：腕横纹上七寸。治疗鼻出血、痔疮的要穴，对感冒汗不出可起到发汗的作用。治疗急性咳嗽、急性咽喉痛。

列缺：合谷相对食指下的凹陷处。治疗小儿遗尿、偏头痛、外感风寒引起的偏头痛。

经渠：桡骨茎突内侧凹陷处。治疗咳嗽的要穴。

太渊：桡动脉搏动处。肺经的原穴，大补穴，补气。脉之会穴，可治疗静脉曲张。

鱼际：治疗咳嗽，喘促，心中烦热，小儿疳积。

少商：大拇指指甲外侧，治疗咽喉痛的要穴，用三棱针轻轻点刺挤出一滴血来，就会感到嗓子轻松了。

二、功能主治

该经络主治呼吸系统病症及本经脉所经过部位的病症，包括呼吸系统疾病，如各种急慢性气管炎、支气管炎、哮喘、咳嗽、咳血、胸痛；五官疾病，如急慢性扁桃体炎、急慢性咽炎、咽痛、鼻炎、流鼻血；经脉所过的关节屈伸障碍，如肌肉疼。该经发生病变，主要表现为胸部满闷、咳嗽、气喘、锁骨上窝痛、心胸烦满、小便频数、肩背、上肢前边外侧发冷、麻木酸痛等症。

三、保健方法

1.按摩补肺

早上3～5时肺经最旺，但由于是睡眠时间，按摩较困难。由于"五脏有疾，当取之原"，选取肺经的原穴——太渊，再加上脾经原穴——太白，在上午9～11时足太阴脾经当令的时段进行按摩。

2.针灸

中府，在胸前壁外上方，前正中线旁开6寸，平第一肋间隙。本穴宣肺理气、清泄心肺之热、平喘止咳，对增强肺脏功能有一定的保健作用。针刺时向外斜刺或平刺、深0.5～0.8寸，不可深刺，以免伤及肺脏。

列缺，在桡骨茎突上方，腕横纹上1.5寸处。本穴能宣肺理气、利咽宽胸、通经活络，可防治咽喉肿痛、口眼歪斜、半身不遂、牙痛、咳嗽、气喘。针刺时向上斜刺0.3～0.5寸。

少商，在拇指桡侧指甲角旁0.1寸。本穴能清热、利咽、开窍，是急救穴之一，对发热、昏迷、休克、咽喉肿痛、癫狂、鼻衄有较好的防治作用。针刺时应浅刺0.1寸，或浅刺出血。

太渊，在掌后腕横纹桡侧端，桡动脉桡侧凹陷中。本穴能清肺利咽、通畅经络，故可防治肺部、咽喉疾病，又能防治无脉症。针刺时要避开动脉，直刺0.3～0.5寸。

3.悲伤过度、肺气受损

常言道："怒伤肝，喜伤心，思伤脾，悲伤肺，恐伤肾"，中医把脏腑

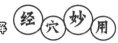

与情志联系在一起，五脏对应五志。肺主悲，当人哭得很伤心很厉害时会喘不过气，感觉气不够用，这就是悲伤过度、肺气受损的现象。肺气虚时，对外界刺激的耐受性会降低，容易产生悲观、自卑等情绪；肺气过盛时，自卑心理会减少，容易走上另一个极端——自负。

手阳明大肠经：滋养肠道，保护人体淋巴系统

一、主要穴位

手阳明大肠经所属穴共计有二十穴：商阳、二间、三间、合谷、阳溪、偏历、温溜、下廉、上廉、手三里、曲池、肘髎、手五里、臂臑、肩髃、巨骨、天鼎、扶突、禾髎、迎香。

二、功能主治

本经主治头面五官疾患、咽喉病、热病、皮肤病、肠胃病、神志病等及经脉循行部位的其他病证。包括虚证（腹痛、腹鸣、腹泻、大肠功能减弱、肩膀僵硬、皮肤无光泽、肩酸、喉干、喘息等）和实证（腹胀、便秘、患痔疮、肩背部不适或疼痛、牙疼、皮肤异常、上脘异常等）。

三、保健方法

1.按摩保健

每天早上按摩手臂、肩部和关节处，既可以活络筋骨，同时也按摩了大肠经，这样可以促进血液循环，帮助肠胃消化代谢。

2.针灸

合谷，在手背的第一、二掌骨之间，约平第二掌骨中点处。本穴是重要的保健穴之一，时常按摩或针刺，可长寿。其功能是醒脑开窍、疏风清热、镇痛通络，可防治头面五官疾患，以及热疖、无汗、自汗、盗汗、闭经、滞产、昏迷、癫痫、痹证。直刺0.5～1寸。

曲池，曲肘，约90°，与肱骨外上髁直线的中点处，肘横纹尽头便是此穴。本穴功能清热利湿、祛风解表、调和营卫，对上肢不遂、高血压、咽喉肿痛有较好的疗效。实验表明，此穴具有调整血压、固齿、防止老人视力衰退的功效。可直刺1～1.5寸。

迎香，在鼻翼外缘中点旁开0.5寸，当鼻唇沟中。本穴清热散风、通鼻窍。对鼻塞、鼻衄、口㖞、胆道蛔虫有较好防治作用。可斜刺或平刺0.3～0.5寸。

3.清晨及时排便

手阳明大肠经卯时（5～7时）旺。卯时大肠蠕动，排出毒素、粪便；肺与大肠相表里，肺将充足新鲜的血液布满全身，紧接着促进大肠进入兴奋状态，完成吸收食物中的水分和营养、排出渣滓的过程。

足阳明胃经：预防衰老，养护后天之本的妙方

一、主要穴位

本经一侧45穴（左右两侧共90穴），其中15穴分布于下肢的前外侧面，30穴在腹、胸部与头面部，首穴承泣，末穴厉兑。包括承泣、四白、巨髎、地仓、大迎、颊车、下关、头维、人迎、水突、气舍、缺盆、气户、库房、

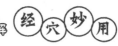

屋翳、膺窗、乳中、乳根、不容、承满、梁门、关门、太乙、滑肉门、天枢、外陵、大巨、水道、归来、气冲、髀关、伏兔、阴市、梁丘、犊鼻、足三里、上巨虚、条口、下巨虚、丰隆、解溪、冲阳、陷谷、内庭、厉兑。

二、功能主治

当足阳明胃经的经气失常而发生病变时，病证表现为：鼻出血，口角歪斜，颈肿喉痹，足胫部外缘、足背等处疼痛，足中趾不能屈伸。由于胃的功能主要是负责腐熟食物与通降浊气，当胃发生病变时，病证表现为腹胀肠鸣，口唇生疮，腹部水肿，甚至因高热引起神昏发狂。

三、保健方法

1.中药调养护胃法

调养用的养胃中药有茯苓、白术、黄芪、人参、淮山药、薏米、灵芝、黄精、刺五加、沙参、大枣、甘草等。

2.针灸推拿法

针灸推拿法是养胃的有效方法，针灸能促进胃肠蠕动，可每晚灸足三里及中脘穴，亦可针刺足三里，有显著的养胃功效。也可自我推拿胃腹部（两手相叠，于上腹部做顺、逆时针方向按揉各30～50次），提高胃动力和免疫功能。每天早晚两次，养胃作用显著，能治病防病。

足三里，位于膝眼下3寸，胫骨外侧一横指大筋内。本穴为全身性功能要穴，可健脾胃、助消化、益气增力、提高人体免疫功能和抗病功能。针刺本穴对胃痛、腹胀、呕吐、泄泻、便秘、高血压、神经衰弱及下肢痿痹症均有较好的防治作用，可直刺1～2寸。

地仓，在口角外侧旁开0.4寸。本穴能疏风通络，可防治口咽、流涎、眼睑眴动，斜刺或平刺0.5～0.8寸。

足太阴脾经："按揉脾经，百病不生"的奥秘所在

一、主要穴位

本经脉穴位有：隐白、大都、太白、公孙、商丘、三阴交、漏谷、地机、阴陵泉、血海、箕门、冲门、府舍、腹结、大横、腹哀、食窦、天溪、胸乡、周荣、大包，共21穴，左右合42穴。

二、功能主治

脾经主治脾胃病、妇科、前阴病及经脉循行部位的其他病证。如胃脘痛、食则呕、嗳气、腹胀、便溏、黄疸、身重无力、舌根强痛、下肢内侧肿胀、厥冷、足大趾运动障碍等。

脾经失调主要与运化功能失调有关。中医认为脾主运化，为后天之本，对于维持消化功能及将食物化为气血起着重要的作用。若脾经出现问题，会出现腹胀、便溏、下痢、胃脘痛、嗳气、身重无力等。此外，舌根强痛，下肢内侧肿胀等均显示脾经失调。

三、保健方法

1.按摩保健

沿经络循行从下往上进行按摩，重点按揉隐白、大都、太白、公孙、三

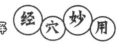

阴交、阴陵泉、血海、腹结、大横等穴位，能增强消化功能，预防胃痛、腹胀、呕吐、身体沉重无力、疲劳等症状。

2.针灸

三阴交，位于足内踝高点上3寸，胫骨内侧面后缘。此穴对增强腹腔诸脏器，特别是生殖系统的健康，有重要作用，能防治肠鸣、腹胀、泄泻、月经不调、带下、阳痿、遗精、遗尿、失眠、疝气、不孕等。可直刺1～1.5寸，针刺得气时，即出针；体弱者，可留针5～10分钟。每日1次，或隔日1次。

血海，在髌骨内上缘上2寸。本穴调和气血、祛风胜湿，可防治月经不调、崩漏、闭经、湿疹、膝关节痛。能直刺0.5～1寸。

手少阴心经：清心除烦，心神不守的必备经络

一、主要穴位及作用

本经主要穴位有极泉、青灵、少海、灵道、通里、阴郄、神门、少府、少冲。

二、功能主治

手少阴心经支脉从心系上夹于咽部，心经有热则咽干；阴液耗伤，则渴而欲饮；心之经脉出于腋下，故胁痛；心经循臂臑内侧入掌内后廉，心经有邪，经气不利，故手臂内侧疼痛，掌中热痛。心脉痹阻则心痛；心失所养，心神不守，则心悸、失眠；心主神明，心神被扰，则神志失常。该经发生病变，主要表现为咽干、心痛、口渴、目黄、胸胁痛和上肢前边内侧本脉过处发冷、疼痛、手掌热痛等。

三、保健方法

1.按摩保健

每天沿手少阴心经从上向下进行按摩，重点按揉少海、灵道、通里、神门、少冲等穴位，每个穴位按揉5分钟左右，有微微的麻胀感为佳，能预防心绞痛、心烦胸闷、失眠等症状，保护心脑血管系统。

2.针灸

神门，在腕横纹尺侧端，尺侧腕屈肌腱的桡侧凹陷中。本穴能养心安神，可防治心痛、心烦、健忘、失眠、惊悸怔忡、癫狂。能直刺0.3~0.4寸。

通里，在神门穴上1寸处。本穴安神宁心、通窍活络，对心痛、心悸怔忡、咽喉肿痛、暴喑、舌强不语、失眠、腕臂痛有较好的防治作用。可直刺0.5~0.8寸。

3.刮痧

用砭石的砭背自上而下刮上肢内侧，促进手少阴心经的通畅。预防和治疗心、肺疾病，手臂疼痛、麻木。

手太阳小肠经：营养吸收，心脏功能的镜子

一、主要穴位及作用

该经脉穴位有少泽、前谷、后溪、腕骨、阳谷、养老、支正、小海、肩贞、臑俞、天宗、秉风、曲垣、肩外俞、肩中俞、天窗、天容、颧髎、听宫，共19穴，左右合38穴。

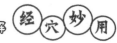

二、功能主治

小肠经这条经根据它的循行走向可以看到，它主要是治疗肩背、颈椎、脸部、耳朵，它的循行走向就是它所主的病症。本经发生病变，主要表现为咽痛、下颌肿、耳聋、中耳炎、眼痛、头痛、扁桃体发炎、失眠、落枕、肩痛、腰扭伤、目黄和肩部、上肢后边内侧本经脉过处疼痛等。

三、保健方法

1.按摩

重点按揉少泽、前谷、后溪、养老、支正、小海等穴，每个穴位按揉5分钟左右，有微微的麻胀感为佳，能增强消化吸收功能。

2.针灸

后溪，握拳，第五掌指关节后尺侧，横纹头赤白肉际处。本穴宁心安神、舒筋活络、散风清热，能防治急性腰扭伤、落枕、头项强痛、耳痛、咽喉肿痛、牙痛、癫狂等症。可直刺0.5～1寸。

听宫，在耳屏前、下颌髁状突的后缘、张口呈凹陷处。此穴可宁神志、宣通耳窍，故对耳聋、耳鸣、中耳炎、牙痛、癫狂等有较好的防治作用。针刺时宜张口，直刺1～1.5寸。

3.刮痧

用砭石的外弧形板刃自上而下刮上肢外侧。促进手太阳小肠经的通畅。预防和治疗便秘、泄泻、手臂不能举、疼痛。

足太阳膀胱经：人体最大的排毒通道

一、主要穴位及作用

本经脉腧穴有：睛明、攒竹、眉冲、曲差、五处、承光、通天、络却、玉枕、天柱、大杼、风门、肺俞、厥阴俞、心俞、督俞、膈俞、肝俞、胆俞、脾俞、胃俞、三焦俞、肾俞、气海俞、大肠俞、关元俞、小肠俞、膀胱俞、中膂俞、白环俞、上髎、次髎、中髎、下髎、会阳、承扶、殷门、浮郄、委阳、委中、附分、魄户、膏肓俞、神堂、譩譆、膈关、魂门、阳纲、意舍、胃仓、肓门、志室、胞肓、秩边、合阳、承筋、承山、飞扬、跗阳、昆仑、仆参、申脉、金门、京骨、束骨、足通谷、至阴，共67穴，左右合134穴。

二、功能主治

本经腧穴可主治泌尿生殖系统、神经系统、呼吸系统、循环系统、消化系统的病症及本经所过部位的病症。例如：癫痫、头痛、目疾、鼻病、遗尿、小便不利及下肢后侧部位的疼痛等症。

三、保健方法

1.刮痧

刮痧时可从上向下沿着经络循行进行，刮至出痧即可，对于发热、肩背疼痛、头痛、腰骶痛、风寒感冒都有很好的保健效果。针对寒性体质，还可以重点艾灸脾俞、胃俞、三焦俞、肾俞、气海俞、大肠俞、关元俞、小肠俞、膀胱俞等穴位，每穴温和灸10～15分钟，对于月经不调、泌尿生殖系统功能不调有显著的保健效果。拍打四肢使四肢放松。用砭板的板面拍打四肢肌肉部分，可消除疲劳、清热解毒。

2.针灸

至阴，在足小趾外侧趾甲角旁约0.1寸。能清头目、通血脉、理气机，对头痛目眩、鼻塞、胎位不正有防治作用。能浅刺0.1寸，但孕妇禁针。

三焦俞，在第一腰椎棘突旁开1.5寸处。能健脾利湿，通利三焦，可防治水肿、腰背湿痛、水谷不化、泄泻、肠胀。针刺可直刺0.5～1寸。

肾俞，在第二腰椎棘突下旁开1.5寸处。此穴有补肾益精、壮腰利湿作用，对阳痿、遗精、月经不调、耳鸣耳聋、水肿、腰痛有较好的防治作用，可直刺0.5～1寸。

胃俞，在第十二胸椎棘突下旁开1.5寸处。本穴和胃理气、化湿消滞，是增强后天之本——胃气的保健穴，对胃痛纳少、腹胀肠鸣、呕吐、脾胃虚弱疗效较好。可斜刺0.5～0.8寸。

脾俞，在第十一胸椎棘突下旁开1.5寸处，是人体气血化生之源——脾的保健穴，功能健脾利湿、和胃降逆，能防治肢体乏力、背痛、腹胀腹泻等症。宜斜刺0.5～0.8寸。

肝俞，在第九胸椎棘下旁开1.5寸处，是肝的保健穴，能疏肝利胆、养血明目。可斜刺0.5～0.8寸。

心俞，第五胸椎棘突下旁开1.5寸。本穴宁心安神、宽胸止痛，是心的常用保健穴，对心痛、心烦、惊悸、健忘、胸闷、梦遗、盗汗、癫狂有较好防治作用。不宜深刺，可斜刺，直刺0.5～0.8寸。

肺俞，在第三胸椎棘突下旁开1.5寸处，是肺的保健穴。可宣肺、平喘、理气，对肺功能失调引起的病症有防治作用。斜刺0.5～0.8寸，不宜深刺。

足少阴肾经：关乎你一生幸福的经络

一、主要穴位及作用

本经脉腧穴有：涌泉、然谷、太溪、大钟、水泉、照海、复溜、交信、筑宾、阴谷、横骨、大赫、气穴、四满、中注、肓俞、商曲、石关、阴都、通谷、幽门、步廊、神封、灵墟、神藏、彧中、俞府，共27穴，左右合54穴。

二、功能主治

足少阴肾经从足心涌泉穴沿下肢内后侧上行走至腹胸中线旁俞府穴。能调节泌尿生殖系统功能，治疗泌尿生殖系统疾患、五官疾病、下肢内侧疼痛。

三、保健方法

1.艾灸

可重点灸涌泉、太溪、照海、复溜、大赫、气穴、石关、阴都等穴位，每穴温和灸10~15分钟，对于月经不调、阴挺、遗精、小便不利、水肿、便秘、泄泻等症状有很好的保养预防作用。

2.针灸

涌泉，在足底前1/3与后2/3交界处，蜷足时凹陷处。本穴能宁神、开窍、清热，亦是常用的保健穴之一。对头痛、头昏、中风昏迷、休克、小儿惊风、小便不利、大便难有较好的防治作用。可直刺0.5~1寸。

太溪，在内踝与跟腱之间凹陷中。能壮腰健骨、益肾，是较常用的保健穴。可防治腰痛、月经不调、阳痿、遗精、失眠、小便频数等症。针刺宜直

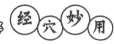

刺0.5~1寸。

3.刮痧

用砭石的板背，自上而下刮下肢内侧，促进足少阴肾经的通畅。预防和治疗肝、肾疾病，以及腿痛麻木，行动不便。

手厥阴心包经：包治百病，心悸失眠心包调

一、主要穴位及作用

该经脉腧穴为天池、天泉、曲泽、郄门、间使、内关、大陵、劳宫、中冲，共9穴，左右合18穴。

二、功能主治

手厥阴心包经主治手厥阴心包经经脉循行部位及心包络功能失常所表现的临床证候。主要临床表现为手心热，臂肘挛急，腋肿，甚则胸胁支满，心烦、心悸、心痛、喜笑不休、面赤目黄等。心包络为心之宫城，位居相火，代君行事属于厥阴经，少气而多血。每日戌时周身气血俱注于心包络经。手厥阴心包经从胸部沿手臂内中部走至手中指中冲穴。能调节心脑血管功能，治疗心脑血管疾病，神经系统疾病，口舌生疮，手臂内侧疼痛等。

三、保健方法

1.按摩

每天沿着手厥阴心包经循行部位由上向下按摩，重点按摩内关穴，每次按揉5分钟，有微微的麻胀感为佳，能预防心绞痛，保养心脑血管系统。

2.针灸

内关，在腕横纹正中直上2寸处。本穴可以宽胸安神、和胃止痛、降逆止呕，对心痛、失眠、胸闷、心悸诸多心经病症皆有较好的防治作用。可直刺0.5~1寸。

中冲，在中指尖端的中央，是常用的急救穴之一。能清心开窍，退热苏厥，对中风昏迷、舌强不语、心胸烦闷、热病中暑、小儿惊厥有一定的效果。宜浅刺0.1寸或点刺放血。

手少阳三焦经：人体健康的总指挥

一、主要穴位及作用

本经腧穴有关冲、液门、中渚、阳池、外关、支沟、会宗、三阳络、四渎、天井、清冷渊、消泺、臑会、肩髎、天髎、天牖、翳风、瘈脉、颅息、角孙、耳门、耳和髎、丝竹空。共23穴，左右合46穴。

二、功能主治

手少阳三焦经从手无名指关冲穴沿手臂外侧中部走至头面眉梢丝竹空穴。能调节水液代谢，治疗腹胀、水肿、小便不利、耳聋耳鸣、咽喉肿痛、目赤肿痛、颊肿，肩臂肘外侧疼痛等病症。

三、保健方法

1.按摩

每天沿着手少阳三焦经循行部位由下向上按摩，重点按摩关冲、外关、支沟、臑会、肩髎、天髎、翳风、角孙、耳门、丝竹空，每穴按揉5分钟，有微微的麻胀感为佳，能预防偏头痛、耳鸣，缓解肩臂肘外侧疼痛等。

2.针灸

阳池，位于腕背横纹中，指总伸肌腱尺侧缘凹陷处。本穴能舒筋、通络、解热，有较好的保健作用，对肩臂痛、腕痛、扁桃体炎防治效果较好。宜直刺0.3～0.5寸。

支沟，在腕背横纹上3寸，尺桡骨之间。本穴能理气解郁，疏通腑气，通经络，能较好地防治便秘、胁肋痛、耳鸣耳聋。宜直刺0.8～1寸。

足少阳胆经：敲胆经是健康长寿的秘诀

一、主要穴位及作用

本经脉腧穴有：瞳子髎、听会、上关、颌厌、悬颅、悬厘、曲鬓、率谷、天冲、浮白、头窍阴、完骨、本神、阳白、头临泣、目窗、正营、承灵、脑空、风池、肩井、渊液、辄筋、日月、京门、带脉、五枢、维道、居髎、环跳、风市、中渎、膝阳关、阳陵泉、阳交、外丘、光明、阳辅、悬钟、丘墟、足临泣、地五会、侠溪、足窍阴，共44穴，左右合88穴。

二、功能主治

足少阳胆经从面部外眼角瞳子髎经头侧部下行，经胸部、腹部侧面，沿下肢外侧中线行至足四趾足窍阴穴。能调节肝胆功能、神经系统功能。主治侧头、眼、耳、鼻、喉、胸胁等部位病症，肝胆、神经系统疾病，发热病，以及本经所过部位的病症。主要证候有寒热，口苦，胁痛，偏头痛，外眼角痛，颈及锁骨上窝肿痛，腋下淋巴结肿大，股、膝、小腿外侧疼痛及第四足趾运动障碍。

三、保健方法

1.按摩

胆经是循行与身体侧面的经络，按揉时如果不便，也可以用按摩棒从上向下轻轻地叩击，重点叩击下肢环跳、风市、阳陵泉、外丘、悬钟等穴位，每个穴位5分钟左右，有微微的热胀感为佳，可以通畅全身气血，预防偏头痛、失眠和神经衰弱。

2.针灸

风池，在胸锁乳突肌和斜方肌之间，平风府穴，是较好的保健穴之一。能聪耳明目、醒脑开窍、疏风解热，对神经衰弱、落枕、目赤痛、中风、耳鸣等症均有一定防治作用。针刺时宜针尖向对侧眼球方向斜刺0.5～1寸。

环跳，在股骨大转子最高点与骶骨裂孔连线的外1/3与2/3交界处。有较强的通经活络作用，对腰胯腿痛、中风偏瘫、风寒湿痹、坐骨神经痛、下肢麻痹诸症均有一定防治作用。可直刺2～3寸。

足厥阴肝经：疏肝解郁，调节五脏气血

一、主要穴位及作用

本经主要腧穴有大敦、行间、太冲、中封、蠡沟、中都、膝关、曲泉、阴包、足五里、阴廉、急脉、章门、期门，各14穴，左右合28穴。

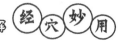

二、功能主治

足厥阴肝经从足大趾大敦穴沿下肢内中部上行走至腹胸的期门穴。能调节肝胆系统、泌尿生殖系统、神经系统功能。治疗肝胆系统疾患、泌尿生殖系统疾病、眩晕、惊厥、头项痛、眼疾、下肢内侧疼痛。如胸胁痛、少腹痛、疝气、遗尿、小便不利、遗精、月经不调、头痛目眩，下肢痹痛等症。

三、保健方法

1.按摩

每天沿足厥阴肝经从下向上进行按摩，重点按揉行间、蠡沟、足五里等穴位，每个穴位按揉5分钟左右，有微微的麻胀感为佳，能预防心烦、下肢疼痛、口苦咽干、眩晕等症状。

2.针灸

太冲，在足背第一、二跖骨底之间凹陷处。能疏肝理气、镇惊熄风、通络活血，对头痛、目眩、高血压、胸胁痛有防治作用。宜直刺0.5～1寸。

章门，在第十一肋端。本穴可以健脾胃，又能疏肝理气、活血化瘀，凡腹胀、胃脘痛、胁痛、呕吐均可刺之。可直刺0.8～1寸。

任脉：阴脉之海，调节全身阴经经气

任脉是奇经八脉之一，与督、冲二脉皆起于胞中，同出"会阴"，称为"一源三歧"。任脉行于胸腹正中，上抵颏部。任脉与六阴经有联系，称为"阴脉之海"，具有调节全身诸阴经经气的作用。

一、主要穴位

本经腧穴主要有会阴、中极、石门、阴交、水分、建里、上脘、鸠尾、膻中、紫宫、中庭、玉堂、华盖、天突、璇玑、廉泉、承浆等。

二、功能主治

任脉与六阴经有联系，称为"阴脉之海"，具有调节全身诸阴经经气的作用。本经腧穴主治腹、胸、颈、头面的局部病症及相应的内脏器官疾病，少数腧穴有强壮作用，可治疗神志病，如疝气、带下、腹中结块等症。任脉不通可表现为月经不调、经闭不孕、带下色白、小腹积块、胀满疼痛、游走不定、睾丸胀痛、疝气。任脉虚衰可表现为胎动不安、小腹坠胀、阴道下血，甚或滑胎，月经愆期或经闭，或月经淋漓不尽、头晕目花、腰膝酸软、舌淡、脉细无力。

三、保健方法

1.灸肚脐眼

灸肚脐眼也可以用艾条进行温和灸，每次10～15分钟。对于女性生殖系统有良好的保健养生作用，能保养生殖系统，预防早衰。

2.经常按摩任脉

重点按揉中脘、气海、关元穴，每次5分钟左右，有微微的麻胀感为佳。也可以用艾条进行温和灸，每次10～15分钟。对于女性生殖系统有良好的保健养生作用，能保养生殖系统，预防早衰。

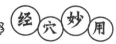

督脉：阳脉之海，调节全身阳经经气

督脉起于小腹内胞宫，下出会阴部，向后行于腰背正中至尾骶部的长强穴，沿脊柱上行，经项后部至风府穴，进入脑内，沿头部正中线，上行至巅顶百会穴，经前额下行鼻柱至鼻尖的素髎穴，过人中，至上齿正中的龈交穴。

一、主要穴位及作用

本经腧穴主要有长强、腰俞、腰阳关、命门、悬枢、脊中、中枢、至阳、神道、身柱、大椎、哑门、风府、百会、前顶、人中、囟会。

二、功能主治

督脉主治神志病，热病，腰骶、背、头项局部病证及相应的内脏疾病。如颈项强痛、角弓反张等证。督脉督一身之阳气，只要是阳气衰弱都可以在督脉上找到合适的穴位进行治疗。邪犯督脉可表现为牙关紧闭、头痛、四肢抽搐，甚则神志昏迷、发热，舌苔白或黄，脉弦或数。脉虚衰可表现为头昏头重、眩晕、健忘、耳鸣耳聋、腰脊酸软、佝偻形俯、舌淡、脉细弱。督脉阳虚可表现为背脊畏寒、阳事不举、遗精，女子少腹坠胀冷痛、宫寒不孕、腰膝酸软、舌淡、脉虚弱。

三、保健方法

1.捶打

沿着脊柱捶打。开始的时候会感觉有点疼，力度可以轻一点，不感觉疼了就可以加大力度。如果腰腿不好，可以着重捶打腰椎以下（腰骶处），可以壮腰补肾、通调二便，治下肢痿痹。

2.通督脉简易操

这是一种专门疏通督脉的方法。躺在地板上，地板上垫一层垫子，人体仰面朝天，然后把自己的双腿并拢，双膝收回到自己的胸部前方，两手把自己的双膝搂在怀里，头勾向自己的膝部，左右滚36次。

常用保健奇穴，治病不求人

人体养生保健第一大穴——足三里

足三里，又名三里穴、下陵穴、胃管穴、鬼邪穴、下三里等。在人体的穴位中，足三里的"名气"很大，甚至很多人把足三里作为养生保健第一大穴。事实上，足三里穴确实当之无愧。足三里是"足阳明胃经"的主要穴位，位置在小腿前外侧，当犊鼻下3寸，距胫骨前缘一横指（中指）。足三里是一个强壮身心的大穴，功用十分广泛。

刺激足三里可以强身健体，还能防治多种疾病。具体来讲，足三里可以调理脾胃、补中益气、通经活络、疏风化湿、扶正祛邪。此外，足三里是抗衰老的有效穴位，经常按摩该穴，可以调节机体免疫力、增强抗病能力，对于抗衰老、延年益寿大有裨益。

一、取穴定位

人体足三里穴位于小腿前外侧，当犊鼻穴下3寸，距胫骨前缘一横指（中指）。

找穴时左腿用右手、右腿用左手，以食指第二关节沿胫骨上移，至有突出的斜面骨头阻挡为止，指尖处即为此穴。另外一种简易找法：从下往上触摸小腿的外侧，左膝盖的膝盖骨下面，可摸到凸块（胫骨外侧髁）。由此再往外，斜下方一点之处，还有另一凸块（腓骨小头）。这两块凸骨以线连接，以此线为底边向下作一正三角形。而此正三角形的顶点，正是足三里穴。

二、功能主治

足三里穴是"足阳明胃经"的主要穴位之一，它具有调理脾胃、补中

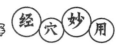

益气、通经活络、疏风化湿、扶正祛邪、生发胃气的功能，故有"肚腹三里留"之说。

刺激足三里穴可使胃肠蠕动有力，帮助消化，还可以提高机体防御疾病的能力，是治疗消化器官疾病、头痛、牙痛、神经痛、鼻部疾病、心脏病、呼吸器官疾病、胃下垂、食欲不振、便痢、腹部胀满、呕吐等一切胃肠、腹部不适之主穴。此外，对脚气、忧郁症、更年期障碍、腰腿疲劳、皮肤粗糙也很有效。

三、穴位配伍

配冲阳、仆参、飞扬、复溜、完骨，有补益肝肾、濡润宗筋的作用，主治足痿失履不收。

配天枢、三阴交、肾俞、行间，有调理肝脾、补益气血的作用，主治月经过多、心悸。

配曲池、丰隆、三阴交，有健脾化痰的作用，主治头晕目眩。

配梁丘、期门、内关、肩井，有清泻血热、疏肝理气、宽胸利气的作用，主治乳痈。

配上巨虚、三阴交、切口两旁俞穴，有良好的镇痛作用，用于胃次全切除术。

配阳陵泉、行间，有理脾胃、化湿浊、疏肝胆、清湿热的作用，主治急性中毒性肝炎。

配中脘、内关，有和胃降逆、宽中利气的作用，主治胃脘痛。

配脾俞、气海、肾俞，有温阳散寒、调理脾胃的作用，主治脾虚、慢性腹泻。

四、保健方法

1.针刺

直刺法，可稍偏向胫骨方，直刺1～2寸，针刺感觉有麻电感向足背反射。向下斜刺法，向下刺入2～3寸，针刺感觉有酸胀感向下扩散到足背，有时向上扩散到膝。针刺足三里适合治疗疾病，没有中医基础的人日常保健不宜针刺，以免补泻不当，效果适得其反。

2.艾灸

保健养生，适合艾灸10分钟左右，以有温热感而无灼痛，皮肤稍起红晕为度，艾条可以缓慢沿足三里穴上下移动，每日1～2次即可。胃严重虚寒的，双腿各灸100壮。艾灸足三里，是足三里保健最经典的保健方法，艾灸具有温补的作用，因此艾灸足三里，可以起到提高免疫力的作用。民间即有谚语"艾灸足三里，胜吃老母鸡"之说，坚持艾灸2～3个月，就会使胃肠功能得到改善，使人精神焕发、精力充沛。古法有"化脓灸"，需要穴位处出现小水泡，此时应严格消毒，以防止感染。

3.按摩

拇指指面着力于足三里穴位之上，垂直用力，向下按压，按而揉之。其余四指握拳或张开，起支撑作用，以协同用力。使刺激充分到达肌肉组织的深层，产生酸、麻、胀、痛和走窜等感觉，持续数秒后，渐渐放松，如此反复操作数次即可。每次每穴按压5～10分钟，每分钟按压15～20次，注意每次按压的力度。足三里尤为适合日常按摩，经常按摩该穴，对于抗衰老、延年益寿大有裨益。

4.拍打

手握空拳，拳眼向下，垂直捶打足三里穴位。捶打之时，也会产生一定酸、麻、胀、痛等感觉，反复操作数次即可。

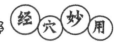

5.拔罐

局部消毒后，用闪火法在穴位上拔罐，留罐10~15分钟，每日1~2次，局部会出现紫红色瘀血。足三里穴肌肉较少，部位较小，应该采用较小的罐。

让你保持好胃口的穴位——然谷穴

然谷穴是人体产生饥饿感的要穴，又名龙渊穴、龙泉穴。然谷穴中的"然"字就是"燃"的本字，谷物就是我们吃进胃里的食物，之所以叫"然谷"，有"燃烧谷物"的意思。燃烧就是消化。按摩然谷穴就是增强脾胃功能、促进胃里食物更好消化，让人很快产生饥饿感，同时还能治疗过度饮食后的不适，具有双向调节的功能。坚持推拿然谷，能让人的胃口长开、肠道常清。

一、取穴定位

然谷穴位于脚内侧，足弓弓背中部靠前的位置，可以摸到一个骨节缝隙处。可先摸一下脚的内踝骨，往前方斜2厘米处有个高骨头，然谷穴就在高骨的下缘。

二、功能主治

然谷穴是肾经的荥穴，肾经主水，荥穴主火，然谷穴的主要作用是平衡水火，专治阴虚火旺。然谷穴还可辅助治疗糖尿病、烦躁口干、咽喉肿痛、遗尿、遗精、小便短赤等。

按摩然谷穴对糖尿病很有效。古人称糖尿病为消渴症，总想喝水。而总想喝水，心老起急，就是心火较旺，然谷穴的作用就是平衡水火。如果夜里心烦睡不着觉，伴口干，按揉然谷穴，就可以用肾水把心火降下来。可在睡觉之前按揉然谷穴，不一会儿就会感觉嘴里有了好多唾液，不那么想喝水，也没那么烦躁了，自然也就能睡得踏实了。

三、保健方法

1.推拿

找到然谷穴，用大拇指用力往下按，按下去后马上放松。当大拇指按下去的时候，穴位周围乃至整个腿部的肾经上都会有强烈的酸胀感，但随着手指的放松，酸胀感会马上消退。等酸胀感消退后，再按上面的方法按，如此重复10~20次，才有明显的效果。

2.刺灸法

直刺0.5~0.8寸；可灸。

既治病又提神的人体大穴——百会穴

百会穴归属于督脉，别名顶中央穴、三阳五会穴、天满穴，意为百脉于此交会之所。百脉之会，百病所主，因此百会穴治疗的病症特别多，为临床常用穴之一。

百会穴既是长寿穴又是保健穴，经过锻炼，此穴可开发人的潜能，增加体内的真气，调节心、脑血管系统功能，益智开慧，澄心明性，轻身延年，青春不老。

一、取穴定位

定位此穴时要让患者采用正坐的姿势，百会穴位于人体的头部，头顶正

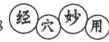

中心，可以通过两耳角直上连线中点来简易取此穴。

二、功能主治

百会穴具有醒脑开窍、安神定志、升阳举陷、通督定痫的功效。百会穴的主治疾病为：头痛、头重脚轻、痔疮、高血压、低血压、宿醉、目眩失眠、焦躁等。此穴为人体督脉经络上的重要穴道之一，是治疗多种疾病的首选穴，医学研究价值很高。

三、穴位配伍

配长强穴、大肠俞穴治小儿脱肛。

配人中穴、合谷穴、间使穴、气海穴、关元穴治尸厥、卒中、气脱。

配脑空穴、天枢穴治头风。

配养老穴、风池穴、足临泣穴治疗美尼尔氏综合症。

配曲鬓穴、天柱穴治脑血管痉挛、偏头痛。

配水沟穴、足三里穴治低血压。

配水沟穴、京骨穴治癫痫大发作。

配肾俞穴（回旋灸）主治炎症。

配耳穴戒烟。

四、保健方法

1.按摩

用手掌按摩头顶中央的百会穴，每次按顺时针方向和逆时针方向各按摩50圈，每日2~3次。坚持按摩，低血压的现象就会逐渐消失。

2.温灸

用扶阳罐温灸该穴位，时间为3～5分钟，让罐体的温热、红外线及磁场刺激该穴位，可预防头昏、头痛、失眠、阳气不足、神经衰弱等疾病。坚持每天温灸，有保健长寿的功效。

3.扣击法

用右空心掌轻轻叩击百会穴，每次108下。

4.意守法

两眼微闭，全身放松，心意注于百会穴并守住，意守时以此穴出现跳动和温热感为有效，时间约10分钟。

5.采气法

站坐均可，全身放松，意想自己的百会穴打开，宇宙中的真气能量和阳光清气源源不断地通过百会进入体内，时间约10分钟。

功效众多的常用穴位——合谷穴

合谷穴是人体的一个穴道，合谷穴位置在一手的拇指第一个关节横纹正对另一手的虎口边，拇指屈曲按下，指尖所指处。只要按摩合谷穴，就可以使合谷穴所属的大肠经脉循行之处的组织和器官的疾病减轻或消除。

合谷又称虎口，为手阳明大肠经的原穴，是四总穴之一。在全身体表下的数百个腧穴中，合谷穴的治疗范围最广泛，具有全身性的治疗作用。

一、取穴定位

确定此穴时应让患者侧腕对掌，自然半握拳，合谷穴位于手背部位，第二掌骨中点，拇指侧（或在手背，第一、二掌骨间，第二掌骨桡侧的中

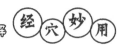

点）。再介绍一种简易找法：将拇指和食指张成45°角时，位于骨头延长角的交点即是此穴。或拇指、食指合拢，在肌肉的最高处取穴。或拇指、食指张开，以另一手的拇指关节横纹放在虎口上，拇指下压处取穴。

二、功能主治

该穴为人体手阳明大肠经上的重要穴道之一，由此穴的主治疾病即可看出本穴道的治病效果非同一般。该穴可以镇静止痛、通经活络、清热解表。该穴主治牙痛、牙龈疼痛、青春痘、赘疣、三叉神经痛、眼睛疲劳、喉咙疼痛、耳鸣、面部神经麻痹、口眼歪斜、打嗝、头痛、目赤肿痛、鼻出血、牙关紧闭、耳聋、痄腮、咽喉肿痛、热病无汗、多汗、腹痛、便秘、经闭、滞产。

这里顺便提及一下该穴指压的小窍门：指压时应朝小指方向用力，而并非垂直手背的直上直下按压，这样才能更好地发挥此穴道的疗效。

三、穴位配伍

配太阳穴治头痛。

配太冲穴治目赤肿痛。

配迎香穴治鼻塞。

配少商穴治咽喉肿痛。

配三阴交穴治经闭，滞产。

配地仓穴、颊车穴治口眼歪斜。

四、保健方法

1.按摩

按法是将拇指指端按在合谷穴上，用力深压捻动。揉法是将拇指指腹放在合谷穴上，做轻柔和缓的揉动。一指禅推法是把拇指指端放在合谷穴处，以腕关节摆动，带动拇指做左右摆动。点法是把拇指指端按在合谷穴上，伸直拇指压而点之。

2.刺法

直刺0.5~0.8寸，局部酸胀，可扩散至肘、肩、面部；透劳宫或后溪时，出现手掌酸麻并向指端放散。针尖不宜偏向腕侧，以免刺破手背静脉网和掌深动脉而引起出血。本穴的提插幅度不宜过大，以免伤及血管引起血肿。孕妇禁针。

3.灸法

艾炷灸或温针灸5~9壮，艾条灸10~20分钟。

专治头颈问题的神奇大药——列缺穴

列缺是八脉交会穴之一，别名童玄、腕劳、通任脉，有通调经脉之功。在古代，列缺是闪电，列是分开，缺是破裂，闪电的形状是一分为二的，因为中间有一条缝，所以叫列缺，而这个穴在解剖上的位置正好位于两条肌腱之间。

列缺是肺的络穴，从这里又始走入大肠经，一分为二，贯穿于两条经络之间，正好应了列缺之名；称之为列缺，实在是实至名归。关于列缺的功能，很多中医典籍中都有记载，《针灸大成》中有一首脍炙人口的四总穴歌，其中一句"头项寻列缺"，就是说脖子以上的病痛都可以用该穴位来治疗和调节。

一、取穴方法

取此穴位时，患者应正坐或仰卧，微屈肘，侧腕掌心相对，列缺穴位于

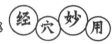

手腕内侧（大拇指侧下），能感觉到脉搏跳动之处（或在前臂桡侧缘，桡骨茎突上方，腕横纹上1.5寸，当肱桡肌与拇长展肌腱之间）。

简便取穴法是两手虎口自然交叉，一手食指按在另一手桡骨茎突上，指尖下凹陷中是此穴。

二、功能主治

列缺穴的主治症状为：指压列缺穴，可以促进手动脉血液流动，对于治疗骨折、伤痕等后遗症非常有效。该穴为人体手太阴肺经上的重要穴道之一。

列缺穴主要有以下功效：①治疗头面部疾病：在列缺穴处按摩，有助于治疗偏头痛、头痛、颜面神经痉挛及麻痹、咽喉炎、牙关紧闭、齿痛等；②治疗上肢病变：手肘、腕无力及疼痛，半身不遂，可在列缺穴处按摩；③治疗肺经病证：感冒、支气管炎、支气管扩张、咯血及咳喘等肺经病症，均可按摩列缺穴。

列缺对于预防颈椎病具有独到的效果，可以迅速缓解颈椎突发性疼痛。对于现代人来说，列缺还有一项很好的功能——戒烟，每天用大拇指按摩或者棍棒刺激列缺穴，可以很好地控制烟瘾。列缺是肺经上的穴，对肺有很好的调理作用，所以一些从事有害于肺的工作的人也要经常按摩列缺穴。

三、穴位配伍

配合谷穴治疗伤风头痛项强。
配肺俞穴治疗咳嗽气喘。

四、保健方法

1.按摩

用一手的食指按揉对侧手的列缺穴，每侧揉50次，然后换对侧，以酸胀感为度。最后用两拇指分按两侧风池穴，余四指抱头，两拇指同时用力揉捻旋转各50下，可治疗头颈部的疾病。按摩列缺穴有四种方法。按法：用拇指指端按在列缺穴处，逐渐用力，做深压捻动。掐法：用拇指指端甲缘按掐列缺穴处，做下掐上提的连续刺激。揉法：用拇指指端按揉列缺穴。推法：拇指指端按在列缺穴处，做有节律而缓慢均匀的推动。按摩时，患手宜轻握拳，拳心向上，轻放桌上，然后如法或按或掐或揉，按掐时，列缺穴处会有酸胀或疼痛感，以酸胀感者为好。

2.弹拨法

在穴位做横向的推搓揉动，使肌肉、筋腱来回移动，以有酸胀等感觉为准，平时感到脖子不适，就可以拨动列缺穴，不适感会迅速减轻。

3.刺灸法

向上斜刺0.3~0.5寸。

维系生命的长寿穴位——神阙穴

神阙穴就是人们常说的肚脐，是人体中唯一可以用手触摸，用眼睛可以看到的穴位。阙意为门楼、宫门；神阙，意为元神之气通行出入的门户。人体先天的强弱与此穴密切相关，所以神阙穴又被称为"先天之本源，生命之根蒂"。为此，古人有"脐为五脏六腑之本""元气归脏之根"的说法。

神阙穴是任脉上的要穴，是调整脏腑、平衡阴阳的枢纽，可以调和脾胃、益气养血、温通元阳、复苏固脱。经常按摩神阙穴是古今养生家的重要

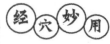

修炼方法。

一、取穴定位

神阙穴位于脐窝正中，仰卧，当脐的中央取穴。肚脐位于髂前上棘水平的腹部正中线上，直径为1.0～2.0厘米。它通常可以是一个小凹陷或是一个小突出。

二、功能主治

神阙穴为任脉上的要穴，居于躯干之中，为任、冲、带三脉交会之所，也是气血交通之枢纽。邻近胃及大肠。脐通百脉，调阴阳，补气血，温脾肾，行强壮，培补元气，故脐疗可以增强机体的免疫力。

神阙穴与人体生命活动密切相关。我们知道，母体中的胎儿是靠胎盘来呼吸的，属先天真息状态，婴儿脱体后，脐带即被切断，先天呼吸中止，后天肺呼吸开始。而脐带、胎盘则紧连在脐中，没有神阙，生命将不复存在。人体一旦启动胎息功能，就犹如给人体建立了一座保健站和能源供应站，人体的百脉气血就随时得以自动调节，人体也就健康无病，青春不老。

经常对神阙穴进行气功锻炼，可使人体真气充盈，精神饱满，体力充沛，腰肌强壮，面色红润，耳聪目明，轻身延年。同时，对腹痛肠鸣、水肿膨胀、泄痢脱肛、中风脱症等有独特的疗效。

三、保健方法

1.注意脐部卫生

夏日汗流量大，身体上的污垢很容易随汗进入脐眼而沉积。每天用温热的清水加中性沐浴液擦洗脐周及脐眼，以清除污垢，防止病菌滋生。但不宜用力搓揉，以免弄伤皮肤发生感染。

2.要注意防"风"

脐周是肠胃部位，容易受凉，所以要防止脐部着凉。早、晚天气较凉时或者阴雨天气温较低时最好不要穿露脐装；电扇、空调的凉风不要对着脐部猛吹；穿露脐装骑摩托车或自行车时车速不宜太快；睡眠时应在腹部盖上衣被或使用护脐带。

3.防止脐部意外受损伤

脐周部位裸露，因缺少衣着的保护，往往容易遭到意外损伤，如烫伤、擦伤、划伤，日常起居或工作中要小心。

留驻青春的穴——命门穴

命门穴别名属累穴，精宫穴。命，人之根本也，以便也。门，出入的门户也。命门名意指脊骨中的高温高压阴性水液由此外输督脉。因为它位于腰背的正中部位，内连脊骨，在人体重力场中为位置低下之处，脊骨内的高温高压阴性水液从这里外输体表督脉，本穴外输的阴性水液有维系督脉气血流行不息的作用，为人体的生命之本，故名命门。

命门是人身阳气的根本，生命活动的动力，对男子所藏生殖之精和女子胞宫的生殖功能有重要影响，对各脏腑的生理活动，起着温煦、激发和推动的作用，对食物的消化、吸收与运输，以及水液代谢等都具有促进作用。近代的观点，多倾向于命门是藏真火，而称之为命门火。

一、取穴定位

取命门穴时采用俯卧的姿势，该穴位于人体的腰部，当后正中线上，第二腰椎棘突下凹陷处。指压时，有强烈的压痛感。

二、功能主治

命门穴与神阙穴相平行，亦是人体的长寿大穴。命门穴的功能包括养肾阴和养肾阳两个方面。现代医学研究表明，命门之火是人体的阳气，从临床看，命门火衰的病与肾阳不足证多属一致。补命门穴的药物多具有补肾阳的作用。

经常按摩命门穴可强肾固本，温肾壮阳，强腰固肾气，延缓人体衰老，疏通督脉上的气滞点，加强其与任脉的联系，促进真气在任督二脉上的运行。并能治疗阳痿、遗精、脊强、腰痛、肾寒阳衰、行走无力、四肢困乏、腿部水肿、耳部疾病等症。

三、穴位配伍

配肾俞穴、太溪穴治遗精、早泄、腰脊酸楚、足膝无力、遗尿、癃闭、水肿、头昏耳鸣等肾阳亏虚之症。

配百会穴、筋缩穴、腰阳关穴治破伤风抽搐。

灸命门、隔盐灸神阙穴治中风脱症。

配关元穴、肾俞穴、神阙穴（艾灸）治五更泄。

配十七椎穴、三阴交穴（寒湿凝滞型）（艾灸）治痛经。

配大肠俞穴、膀胱俞穴、阿是穴（灸）治寒湿痹症、腰痛。

四、保健方法

1.掌擦

掌擦命门穴及两肾，以感觉发热发烫为度，然后将两掌搓热捂住两肾，意念守住命门穴约10分钟即可。

2.采阳消阴法

方法是背部对着太阳，意念太阳的光、能、热，源源不断地进入命门穴，心意必须内注命门，时间约15分钟。

3.刺灸法

直刺0.5~1寸，可灸。

危急时刻的急救穴——人中穴

人中，又名水沟，位于鼻柱下，属于督脉，在人中沟的上1/3与下2/3的交点处，具有醒神开窍、调和阴阳、镇静安神、解痉通脉等功用，历来被作为急救首选之要穴，应用于临床。

针刺人中穴不仅治疗一些急重病症疗效确切，而且对于血管性痴呆（VD）、抑郁、失眠等慢性精神类病症也有效。然而，不同的研究者对人中穴的针刺操作手法可能存在着量学差异，甚至没有提出具体的操作方法，这在一定程度上影响了临床疗效评价、经验的总结和传承，降低了人中穴的临床应用价值。

一、取穴定位

鼻子下面，上嘴唇正中央的那条沟，就是人中沟，人中穴在人中沟的上1/3与下2/3的交点处。

二、功能主治

节律性、连续弱性或强性刺激人中，能使动脉血压升高，而在危急情况

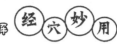

下，升高血压可以保证机体各个重要脏器的血液供应，维持生命活力。刺激人中穴位，还可影响人的呼吸活动，如连续刺激人中，可以引起呼气持续性抑制，适当地给予节律性刺激，则有利于节律性呼吸活动的运行。

当人中风、中暑、中毒、休克以及手术麻醉引起血压骤降、呼吸抑制、血压下降、休克时，医者用食、中两指端置于拇指面，以增强拇指的指力，用拇指端按于唇沟的中上处顶推，行强刺激。以每分钟20～40次为宜，可使患者很快苏醒。

然而，人中穴对呼吸的影响并非都是有利的。如连续刺激引起吸气兴奋或抑制，均可以导致呼吸活动暂停，因此，在实际应用中要注意刺激手法的应用。

三、穴位配伍

配百会穴、十宣穴、涌泉穴治昏迷急救。

配委中穴、尺泽穴治中暑。

配会阴穴，加内关穴治溺水窒息。

配合谷穴透劳宫穴治癫症发作。

配上星穴、风府穴治鼻流清涕。

配委中穴（泻法）治急性腰扭伤。

配三阴交穴、血海穴治月经不调、崩漏。

四、保健方法

1.刺灸法

向上斜刺0.3～0.5寸，灸不及针，黄豆大柱，日灸三壮。

2.招人中

急救时以每分钟撳压或捻针20～40次，每次0.5～1秒为佳。如连续刺激人中穴，或时间太长，可引发吸气加快或困难，致使呼吸运动暂停；适量地给予节律性刺激，则有利于节律性呼吸运动的运行。

帮你赶走颈椎之苦之穴——大杼穴

大杼穴别名背俞、本神、百旁、百劳。大，大也，多也。杼，古指织布的梭子。该穴名意指膀胱经水湿之气在此吸热快速上行。本穴为膀胱经背俞各穴吸热上行的水湿之气，至本穴后虽散热冷缩为水湿成分较多的凉湿水气，但在本穴的变化为进一步地吸热胀散并化为上行的强劲风气，上行之气中水湿如同织布的梭子般向上穿梭。

一、取穴定位

找到第七颈椎（颈椎下部最高的骨头尖），再往下的一个骨头尖是第一胸椎的棘突，从第一胸椎棘突下骨头缝之间旁开大约两横指的肌肉凹陷处，即大杼穴。大杼穴位于人体的背部，当第一胸椎棘突下，旁开1.5寸。

二、功能主治

大杼穴主治咳嗽、发热、项强、肩背痛。大杼穴对于预防和治疗颈椎病十分有用，保持大杼穴气血畅通，颈肩部经脉气血的流通就有了保证，颈椎病的症状也就能得到改善。在开始感觉到颈部酸痛、肩部不适的时候，经常按摩、揉擦大杼穴，可以促进气血的畅通，避免在大杼穴形成气血的瘀阻，按摩大杼穴时会觉得酸痛感比较明显，但按摩之后会觉得舒服。

如果颈椎病已经形成，出现明显的颈肩背部疼痛时，就需要配合风池、肩井、外关等穴位，用按摩、梅花针敲打以及拔火罐的方法进行自我保健。

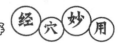

平时要放松身心，睡眠充足，避免长时间劳累等。

需要注意的是，急性的颈肩疼痛，伴有颈肩肌肉的肿胀时，不可强力刺激大杼穴，以免加重肌肉的肿胀，使疼痛更严重。只可以用梅花针轻刺激穴位一带，促进穴位微循环好转。

三、穴位配伍

配肩中俞穴、肩外俞穴治肩背痛。

配风门穴、肺俞穴预防和治疗呼吸系统疾病。

四、保健方法

1.拍打

沿着大杼穴上下拍打，每天抽时间做2～3次，每次10分钟。

2.梅花针敲打

每天用梅花针敲打大杼穴一带3～5次，每次5分钟。

3.拔罐

于大杼穴处拔火罐5～10分钟。

4.刺灸法

于大杼穴处斜刺0.5～0.8寸。本经背部诸穴，不宜深刺，以免伤及内部重要脏器。

帮助你追求性福的穴位——关元穴

关元穴为任脉与足太阴脾经、足少阴肾经、足厥阴肝经的交会穴，三焦元气所发处，联系命门真阳，为阴中之阳穴。它是补益全身元气的要穴，点按此穴可补摄下焦元气，扶助机体元阴元阳。它也是历代医家公认的强壮要穴，可以保健和延缓衰老。

关元，关藏的是我们人体的元气，也就是先天之本的肾气，这是我们与生俱来的。随着时间的推移，它会逐渐减少。经常按摩保健关元穴，可以刺激肾气的活跃，补充肾气。相当于在往我们的健康银行里贮存肾气，防止它的快速消耗。

一、取穴定位

取穴时，可采用仰卧的姿势，关元穴位于下腹部，前正中线上，从肚脐到耻骨上方画一线，将此线五等分，从肚脐往下3/5处，即是此穴。

二、功能主治

关元穴为任脉上的主要穴道之一。主治疾病为：泌尿、生殖系统疾病，如遗尿、尿血、尿频、尿潴留、尿道痛、痛经、闭经、遗精、阳痿；此外，对神经衰弱、失眠症、手脚冰冷、荨麻疹、生理不顺、精力减退、太胖（减肥）、太瘦（增肥）等也很有疗效。

中医认为，关元穴具有培元固本、补益下焦之功，凡元气亏损均可使用。临床上多用于泌尿、生殖系统疾患。现代研究证实，按揉和振颤关元穴，主要是通过调节内分泌，从而达到治疗生殖系统疾病的目的。

三、穴位配伍

配气海穴、肾俞穴（重灸）、神阙穴（隔盐灸）急救中风脱证。

配足三里穴、脾俞穴、公孙穴、大肠俞穴治虚劳、里急、腹痛。

配三阴交穴、血海穴、中极穴、阴交穴治月经不调。

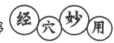

配中极穴、大赫穴、肾俞穴、次髎穴、命门穴、三阴交穴治男子不育症、阳痿、遗精、早泄、尿频、尿闭、遗尿。

配太溪穴、肾俞穴治泄痢不止、五更泄。

四、保健方法

1.按摩

双手交叉重叠置于关元穴上，稍加压力，然后交叉之手快速地、小幅度地上下推动。操作不分时间地点，随时可做。注意不可以过度用力，按揉时只要局部有酸胀感即可。

2.温灸法

用扶阳罐每日温灸3～5分钟，有强肾壮阳，增加男性性功能的功效，建议长期坚持使用，效果显著。

3.艾灸法

将艾条的一端点燃后，对准关元穴熏烤。艾条距离皮肤2～3厘米，感觉皮肤温热但并不灼痛，每次灸15～30分钟，以灸至局部皮肤产生红晕为度，隔日灸1次，每月连续灸10次。

4.刺灸法

直刺穴位0.5～1寸，需在排尿后进行针刺；可灸。

防治虚邪贼风侵入——风府穴

风为百病之长，所以中医对风是非常注意的。在长期的摸索当中，人们发现，在人体当中有很多地方很容易遭受风的袭击，所以将其命名为"风"，如风府、风池、风门、翳风等，这些地方基本都是风邪的藏身之所。所以对于风，我们一定要严加注意，尤其是在春天和冬天风邪最猖狂的时候，更要注意保暖。

一、取穴定位

人体风府穴位于项部，当后发际正中直上1寸，枕外隆凸直下，两侧斜方肌之间凹陷处。取此穴时通常采用俯伏、俯卧或正坐的取穴姿势，风府穴位于后颈部，两风池穴连线中点，颈顶窝处。

二、功能主治

按摩此穴对于治疗多种颈部疾病、头部疾病都很有效果，是人体督脉上重要的穴道之一。风府穴治疗的就是后脑勺头痛，按摩风府穴可以很好地缓解头痛症状。按摩风府穴，可以改善血液循环，也就是大脑的血液供应，按摩完之后会觉得头脑特别清醒，不再晕晕沉沉的。

还有一点要注意的就是，这个穴是禁灸的，也就是说一定不能艾灸。

三、穴位配伍

配腰俞穴治足部麻木不仁。

配昆仑穴治癫狂、多言。

配二间穴、迎香穴治衄血。

配金津穴、玉液穴、廉泉穴治舌强难言。

配风市，有疏风通络的作用，主治寒伤肌肤经络。

配肺俞、太冲、丰隆，有理气解郁的作用，主治狂躁奔走，烦乱欲死。

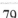

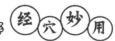

四、保健方法

1.按摩

按摩风府穴的时候，可以低下头，用左手将头发向前揽起，用右手拇指按摩，其余四指在头上部固定住。这样大拇指可以得力，稍微用点劲儿，每次按摩30～50次。

2.刺灸法

伏案正坐位，使头微前倾，项肌放松，向下颌方向缓慢刺入0.5～1寸。针尖不可向上，以免刺入枕骨大孔，误伤延髓。

养生抗衰老，生命的泉眼——涌泉穴

涌泉穴，又名地冲穴。涌，外涌而出也；泉，泉水也。该穴名意指体内肾经的经水由此外涌而出体表。本穴为肾经经脉的第一穴，它连通肾经的体内体表经脉，肾经体内经脉中的高温高压的水液由此外涌而出体表。

涌泉穴具有益精补肾、滋养五脏六腑的作用。在人体养生、防病、治病、保健等各个方面，涌泉穴都有着举足轻重的作用。经常按摩此穴位，能活跃肾经内气、固本培元、延年益寿。

一、取穴方法

涌泉穴在人体足底，位于足前部凹陷处第二、三趾趾缝纹头端与足跟连线的前1/3处，为全身俞穴的最下部，乃是肾经的首穴。

取穴时，可采用正坐或仰卧、跷足的姿势，涌泉穴位于足前部凹陷处第二、三趾趾缝纹头端与足跟连线的前1/3处。

二、功能主治

涌泉穴主治神经衰弱、精力减退、倦怠感、妇女病、失眠、多眠症、高血压、晕眩、焦躁、糖尿病、过敏性鼻炎、更年期障碍、怕冷症、肾脏病等。穴道指压法治疗脑溢血后的复原、穴道按摩治疗膀胱炎、指压法治疗白发等。

人类的足底部有丰富的末梢神经网，以及毛细血管、毛细淋巴管，它与人体各个系统、组织、器官有着密切的联系。通过对涌泉穴的推搓可以加强它们之间的联系，有效地改善局部毛细血管、毛细淋巴管的通透性和有节律的运动性，从而促进血液、淋巴液在体内的循环，调整人体的代谢过程。

三、穴位配伍

配然谷穴治喉痹。

配阴陵泉穴治热病挟脐急痛，胸胁满。

配水沟穴、照海穴治癫痫。

配太冲穴、百会穴治头项痛。

四、保健方法

1.用热盐水浸泡双侧涌泉穴

热水以自己能适应为度，加少许食盐，每日临睡觉前浸泡15～30分钟。

2.用艾灸或隔药物灸

用艾灸或隔药物灸，每日1次，至涌泉穴有热感上行为度。

3.用按摩手法推搓、拍打涌泉穴

在床上取坐位，双脚底自然向上，取盘腿坐位。然后用双手拇指从足跟向足尖方向涌泉穴处，做前后反复的推搓；或用双手掌自然轻缓地拍打涌泉穴，最好以足底部有热感为适宜。

未病防变，提高
生活质量的养生秘诀

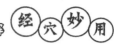

缓解精神压力的经络按摩法

一、原因及症状

精神压力较多在青壮年中出现，特别是从事脑力工作的上班族。一般来讲，正常人的大脑皮层有兴奋和抑制两个过程，它指导一个人白天精力充沛、头脑清醒，夜间进入休息、睡眠状态；而精神衰弱者的这两个过程由于种种原因发生了紊乱，白天感觉脑力不够用、头晕脑胀、不能集中注意力，而夜间又睡不着。总之，是该兴奋时无法兴奋，该抑制时不能抑制，且其伴有肌肉紧张性疼痛。

精神压力的症状可分为两大类：一是兴奋占优势的症状，包括头痛、头晕、耳鸣、情绪不稳定、易激动、心慌、气短、多汗、失眠、多梦、易惊醒等；二是抑制占优势的症状，包括记忆力减退、注意力不集中、思维迟钝、精神萎靡、乏力、性功能减退等。事实上，患者通常会表现为两类症状并存的状况，此消彼长。

二、按摩缓解精神压力

1.面部按摩

先擦热双掌，然后将双手掌贴于面颊，两手中指起于迎香穴，向上推，然后两手分开推向两侧，经睛明、攒竹、瞳子髎等穴，至额角而下，经耳门返回起点，如此反复按摩30～40次，每晚睡前半小时开始。

2.足底按摩

临睡前用温水泡脚，水浸至小腿肚，两脚轻轻揉擦，15分钟后擦干。

盘膝坐，把脚放在对侧膝上。用手心劳宫部位围绕足心（涌泉穴）摩擦1 000～2 000转（至足心发烫），先由中心向外扩散，再由周围向中心，先摩擦左脚，再摩擦右脚。须坚持巩固，即可放松入睡。

经络按摩的方法防治"鼠标手"

"鼠标手"就是"腕管综合征"，是指人体的正中神经以及进入手部的血管，在腕管处受到压迫所产生的症状，主要会导致食指和中指僵硬疼痛、麻木与拇指肌肉无力感。现代越来越多的人每天长时间地接触、使用电脑，这些人多数每天重复着在键盘上打字和移动鼠标，手腕关节因长期密集、反复和过度的活动，导致腕部肌肉或关节麻痹、肿胀、疼痛、痉挛，使这种病症迅速成为一种日渐普遍的现代文明病。

一、主要症状

"鼠标手"者，手掌、手指、手腕、前臂和手肘僵直、酸痛、不适；手部刺痛、麻木、冰冷；握力和手部各部位协同工作的能力降低；夜间疼痛；疼痛可以迁延到胳膊、上背、肩部和脖子。

二、经络按摩方法

1.按压阳溪穴

1分钟内，用健手的食指和中指顺时针方向按压阳溪穴36圈，再逆时针方向按压36圈。

2.按压大陵穴

1分钟内，用健手的食指和中指顺时针方向按压大陵穴36圈，再逆时针

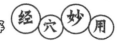

方向按压36圈。

3.按压外关穴

1分钟内，用健侧手的食指和中指顺时针方向按压外关穴36圈，再逆时针方向按压36圈。

4.按压合谷穴

1分钟内，用健手的拇指顺时针方向按压合谷穴36圈，再逆时针方向按压36圈。

5.按压阳池穴

1分钟内，用健手的食指和中指顺时针方向按压阳池穴36圈，再逆时针方向按压36圈。

6.按压鱼际穴

1分钟内，用健手的食指和中指顺时针方向按压鱼际穴36圈，再逆时针方向按压36圈。

7.按压劳宫穴

1分钟内，用健手的食指和中指顺时针方向按压劳宫穴36圈，再逆时针方向按压36圈。

大脑疲劳不要紧，提神醒脑很简单

一、大脑疲劳的原因

1.过度使用引起大脑疲劳

长时间的脑力劳动会增加大脑对氧气的消耗速度，而大脑对氧气的过度消耗，并不能引起人体代偿性的呼吸加速、心搏加快，然而大脑对缺氧相对敏感，对于人体其他器官来说完全可以忍受的低氧状态，对于大脑来说是不可饶恕的，于是就会出现上面描述的疲劳症状。

2.伏案工作引起大脑疲劳

当我们做扩胸动作的时候，胸腔张开胸腔体积变大有利于肺部的舒张，而我们处于双臂前伸状态的时候胸腔是被挤压的状态，不利于肺部的舒张。而伏案工作的人胸腔是长时间处于被压的状态，如果有含胸驼背的习惯的话更甚。所以通气量不足导致的大脑缺氧也容易引起大脑疲劳。

3.精神面的影响引起大脑疲劳

长期承受精神上的压力或波动，其杀伤力远大于感冒病毒对人体的影响，人会变得易疲劳、抵抗力下降、易怒、性情暴躁、抑郁等。

二、大脑疲劳的症状

没有很大的体力消耗却感觉疲惫，心力交瘁；情绪波动大、性情改变、瞌睡却睡不着；严重时头晕、头痛（偏头痛）、头发胀（高血压也有类似症状），更甚的时候耳鸣、眼花，有时伴有恶心、呕吐症状。

三、提神醒脑的方法

1.按摩头部太阳穴

四指并拢，先按摩上下眼睑，然后按摩的手指从眼角处向太阳穴处移动，按摩数分钟。按摩的时候最好情绪稳定、挺胸收腹，这样才能够达到一定的效果。太阳穴我们再熟悉不过了，太阳穴的正确位置是由眉梢到耳朵之间大约1/3的地方，用手触摸最凹陷处就是太阳穴，常按摩太阳穴可以促进大脑的血液循环，缓解疲劳，并且操作非常简单，适合在任何时间做。

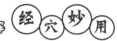

2.按摩足底涌泉穴

首先要正确取穴。涌泉穴就是我们常常说的足心，在我们的足底部，第二跖骨间隙的中点凹陷处。相当于足掌心的前1／3与中1／3交界处，按摩的时间最好在每晚睡觉之前，按摩的方法有指压、揉搓等，每次50～100次，以足心发热为主。该穴是足少阴肾经的起始穴。肾主藏精，有摄纳、贮存、封藏精气的生理功能，主管着人体的生长、发育和生殖。在涌泉穴处按摩，通过经络的传递作用，能使肾脏产生良好的效应，调节内分泌与自主神经系统，提神醒脑。

早上梳头别随意，疏通经络正当时

依据中医的经脉学说理论，人体的经络，内连五脏六腑，外络肌肤腠理，气血调和输养都要靠十二经脉、奇经八脉等经络传导。经络遍布全身，气血也通达全身，发挥其生理效应，营养组织器官，抗御外邪，保卫机体。其中，肾主骨生髓，通于脑，肝藏血。这些经络或直接汇集头部，或间接作用于头部，因此头部又有"百脉之宗"之称。气血不畅，身体就会出现病变。而梳头，就是通经络的一个有效方法。

一、正确的梳头方法

1.先梳理打结头发

梳头时，要先用宽齿梳将头发梳开，再用附有软身气垫的按摩梳梳理头发，能预防梳头时因头发打结而拉断发丝。

2.从发根梳至发尾

梳头时，应该从发根梳至发尾。正确的梳头方法是先从头顶顺着头发生长的方向往下梳，然后俯身向下，从后颈发根部位向下梳。

3.梳头力度要适中

梳头时，不能太轻，也不能过重，以中等速度、使头皮产生微热感为好。此外，如果你的头发是干性的，梳的时候要用力些；头发是油性的，梳的时候用力越小越好，如果用力太大，会刺激皮脂增加分泌。

4.注意梳头的节奏

提倡由轻到重、由慢到快，起到刺激头部穴位的作用。

5.不要过分梳理湿头发

许多人认为头发湿了才好梳，其实水分会令头发的蛋白质结构松散，发质会比平时更脆弱，此时若用力梳理会对发丝和毛囊造成长远的伤害。

二、梳头的主要作用

1.梳发提神

人体的十二经脉和奇经八脉很多都汇于头部，达几十个穴位。经常梳头可以刺激这些穴位，畅通经气，改善血液循环，有滋养头发、防止脱发，并缓解头痛、减轻疲劳的作用。最好的梳头时间是在清晨，先由前到后，再由后到前，由左向右，再由右向左，如此循环往复，梳理十到百次。或者用梳子齿尖满头轻叩轻打5～10分钟，完成这些之后，再梳头一遍。

2.防感冒

在人体颈部有个大椎穴，它位于颈部下端，第七颈椎棘突下凹陷处。用梳背或梳柄常按该穴，可预防感冒、疟疾、颈椎病等。

3.防背痛

很多白领一天到晚坐在办公室，久了就容易背痛，尤其是背心窝，总觉得应该用什么硬物顶住，以痛治痛才觉得舒服。用梳背或梳柄拍打背部或按

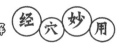

摩背部，便可以起到按摩背部穴位的效果，促进血液循环。

肚脐保健法

肚脐在人体的位置极其重要。有"生命根蒂、元气门户"之称。平时用掌心按摩运气。每到冬至、三九严寒时，用艾灸灸肚脐，可起到"培补元气、温散寒邪、通经活络、回阳救逆、清瘀散结、防病保健"的作用。

一、主要做法

1. 揉按肚脐

每天早上起床前、晚上睡觉时，排空大小便，去衣袒腹，天冷时可盖上被子，全身放松，仰卧床上，两手掌重叠放在肚脐上，先逆时针旋转108圈，然后再顺时针旋转108圈。

2. 艾灸肚脐

将艾条一端点燃，在距离肚脐上3～4厘米的高度进行熏烤，施灸部位呈现温热舒适感时，固定不动，连续灸20～30分钟，以局部出现温热潮红为度。

3. 药物敷脐

治疗风寒感冒，白芥子3克研成细末，将药粉放入脐内，暖水袋隔布外熨脐部，取汗出（也可用电吹风加热）。

4. 肚脐拔罐

选大号火罐1个，应用闪火法，将火罐拔在肚脐上，15～20分钟取罐。肚脐拔罐可治疗哮喘、痢疾、久泻、荨麻疹、过敏性鼻炎等。

二、主要作用

肚脐为经气之海，五脏六腑之本，经常在神阙穴拔罐具有健脾强肾、回阳救逆、和胃理肠、行气利水、散结通滞、活血调经的作用。经常坚持保健肚脐，可以健脑、补肾、帮助消化、安神降气、利大小便，加强肝脏、肾脏的新陈代谢，使人体气血旺盛，对五脏六腑的功能有促进和调整作用，而且可以提高人体对疾病的抵抗能力。

肚脐再配以足三里、膻中、大椎拔罐，每天或隔日1次，每次20分钟，可增强机体免疫功能，增加食欲，消除疲劳。

告别颈肩疼痛，防止颈椎疲劳

人的颈椎上连头颅，下接躯体，支配着颈部、躯干及四肢的许多活动，同时也潜在着容易受伤和受损的危险。特别对于长期伏案和低头工作的人来说，颈椎病的发病率较高。颈椎病的发生和发展，还会导致其他系统的一些疾病，如动脉硬化、高血压、冠心病、头痛头晕等，严重影响着人们的正常工作与身心健康。

一、保健方法

1.按摩百会
用中指或食指按于头顶最高处正中的百会穴，用力由轻到重按揉20～30次。可健脑宁神，益气固脱。

2.对按头部
双手拇指分别放在额部两侧的太阳穴处，其余四指分开，放在两侧头

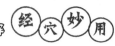

部，双手同时用力做对按揉动20～30次。可以清脑明目，振奋精神。

3.按揉风池

用两手拇指分别按在同侧风池穴（颈后两侧凹陷处），其余手指附在头的两侧，由轻到重地按揉20～30次。可以疏风散寒，开窍镇痛。

4.拿捏颈肌

将左（右）手上举置于颈后，拇指放置于同侧颈外侧，其余四指放在颈肌对侧，双手用力对合，将颈肌向上提起后放松，沿风池穴向下拿捏至大椎穴20～30次。可以解痉止痛，调和气血。

5.按压肩井

以左（右）手中指指腹按于对侧肩井穴（在大椎与肩峰连线中点，肩部筋肉处），然后由轻到重按压10～20次，两侧交替进行。可以通经活络，散寒定痛。

6.按摩大椎

用左（右）手四指并拢放于上背部，用力反复按摩大椎穴（位于后颈部颈椎中最大椎体下方的空隙处）各20～30次，至局部发热为佳，两侧交替进行。可以疏风散寒，活血通络。

7.对按内、外关

用左（右）手拇指尖放在右（左）手内关穴（掌横纹以上2寸，两肌腱之间），中指放在对侧的外关穴（内关穴对面），同时对合用力按揉0.5～1分钟，双手交替进行。可以宁心通络，宽胸行气。

8.掐揉合谷

将左（右）手拇指指尖放在另一手的合谷穴（即虎口处），拇指用力掐揉10～20次，双手交替进行。可以疏风解表，开窍醒神。

9.梳摩头顶

双手五指微屈分别放在头顶两侧，稍加压力从前发际沿头顶至脑后做"梳头"状动作20～30次。可以提神醒目，清脑镇痛。

二、注意事项

颈椎病患者在睡觉的时候，不要垫高枕头，也不要不用枕头。最好用荞麦皮、茶叶或者蚕沙做填充物，并且不完全饱满。睡眠最好保持仰卧，先将头部枕的位置揉出一个凹陷，躺下后肩膀向上顶，使后脑勺与肩部之间的枕头隆起，正好补在后颈的位置。如果习惯侧卧，最好让枕头的高度与肩同宽。

心情烦躁时，找准两个穴位

缓解心情烦躁的两个特效穴位是曲池和太冲。

一、曲池穴

【取穴】

曲池穴为手阳明大肠经的合穴，位于肘横纹外侧端，屈肘，当尺泽穴与肱骨外上髁连线中点。

【手法】

按压的时候可以用拇指或者中指指端来按揉，每次1～3分钟，每日按摩1～2次。

【功效】

按摩曲池穴有助于改善湿热体质，缓解心情烦躁、疲劳等症状。但是要注意的是此法不适合孕妇，可能出现流产的危险。

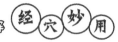

二、太冲穴

【取穴】

太冲穴为足厥阴肝经的腧穴，在足背侧，当第一跖骨间隙的后方凹陷处。

【手法】

先用温水浸泡双脚10～15分钟，而后用拇指由涌泉穴向脚后跟内踝下方推按，连续推按5分钟，然后，再用大拇指按摩太冲穴由下向上推按，双脚都按摩，每侧按摩5分钟。

【功效】

按摩太冲穴既可解郁散结，又能疏肝健脾，对于爱生气的人来说真是个法宝，它才是真正的"消气穴"。

睡前按摩，防病强身很容易

现代中医养生家指出背、脊、腋、腹是人体重要的保健特区。加强这些部位的保健，可以促进血脉流畅，调节气息，滋养全身器官，是强健体魄、祛病延年的有效保健手段。特别是夫妻间睡前保健，操作更简单，效果明显，轻轻松松达到健身的目的。

一、推背

【手法】

一方俯卧于床上，不枕枕头，头侧向一方，上肢放松。另一方立于床边，面向俯者头部，双腿拉开小弓字步，双手五指展伸，并列平放于俯者背上部，然后将腰腿部的力量作用于前臂和掌上，力量适中，向前推出，使背部皮肤肌肉在瞬间随手掌迅速推移，自上而下，推至腰部。推10次左右，再令俯者将头倒向另一方，仍按上法推10次左右。然后，右手握拳，用腕力捶背，力量适中，自上而下捶打数遍，即可停止。

【功效】

现代医学证实，人的背部皮下蕴藏着大量的免疫细胞，通过推背，可以激活这些免疫细胞，达到疏通经络、流畅气血、调和脏腑、祛寒止痛之目的。

二、捏脊

【手法】

一方俯于床上，暴露整个背部。另一方沿脊椎两旁二指处，用双手食指和拇指从尾骶骨开始，将皮肤轻轻捏起，然后将皮肤慢慢地向前捏拿，一直推到颈下最高的脊椎部位，算作1遍，由下而上连续捏拿4~6遍，算作1次。第2遍或第3遍时，每捏3下须将皮肤斜向上方提起，如提法得当，可在第二至第五腰椎处听到轻微的响声。最后，再用双手拇指在腰部两侧的肾俞穴上揉按一会儿，每晚1次。

【功效】

长期坚持，可健脾养胃，使人胃口好转，面色红润，并可防治营养不良症的发生发展。

三、摩腹

【手法】

可两人操作，亦可自我保健。睡前平卧于床，搓热双手，手在脐腹周

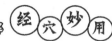

围，按顺时针方向绕脐摩腹数十圈，注意力量适中。而后以肚脐为中心，再按逆时针方向摩腹数十圈即可。

【功效】

坚持摩腹可以促进血液和淋巴液的循环，改善胃肠功能，有利于肠蠕动和消化液的分泌，利于胃的纳谷和消化。摩腹可以刺激末梢神经，促进机体代谢，能够防止和减少腹部脂肪的形成、堆积，是减肥的一剂良方。

动动手、动动脚，经络保健如此简单

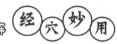

常用的手部经穴

手是一个全息单元，刺激相应的穴位可调整相应组织器官的功能，改善其病理状态，从而起到防病治病、强身健体的作用。中医认为手部经络穴位丰富，既有手三阳经、手三阴经及其穴位的循环与分布，又有十四经的沟通联系、众多经外奇穴的分布，按摩手穴能治疗全身疾病。

一、常用穴位及主治

1.劳宫穴

屈指握拳，中指与无名指尖间所对的掌心点即劳宫穴。主治精神病、心悸、中暑、呕吐、中风昏迷、小儿惊风。

2.合谷穴

手背第一、二掌骨结合部与虎口边缘连线得中点处即合谷穴。主治头痛、牙痛、咽喉痛、目赤、耳鸣、耳聋、面神经麻木、外感发热、上肢关节痛、上肢偏瘫、神经衰弱。配合劳宫按摩，能有效治疗晕车。

3.十宣穴

十宣穴位于手十指尖端，距指甲0.1寸。主治昏迷、癫痫、高热、咽喉肿痛。

4.鱼际穴

鱼际穴位于第一掌骨中点。按摩此穴可以理气、清肺、利咽喉，主治支气管哮喘、急性扁桃体炎、小儿咳嗽、头痛、胸痛等。

5.少府穴

握拳小指尖下即是少府穴。可以治疗心痛、心烦、心悸、遗尿、小便不利。

二、常用保健方法

1.推法

手部按摩中常用的推法是指推法。操作时用拇指指端或指腹着力于手部一定的部位上进行单方向的直线推动，为直推法。要紧贴体表，用力要稳，速度要缓慢均匀，多配合适量的按摩介质，速度为每分钟200次左右，可用于手部各线状穴位。

2.拿法

拿法就是指用大拇指和食、中两指或用大拇指和其余四指作相对用力，在一定的部位和穴位上进行节律性的提捏。操作时，用力要由轻而重，不可突然用力。动作要和缓而有连贯性。本法适用于手部各穴。

3.按法

按法是手部按摩常用的手法之一。按法是指用拇指的指端或螺纹面着力于手部穴位或病理反射区上，逐渐用力下按，用力要由轻到重，使刺激充分到达肌肉组织的深层，患者有酸、麻、重、胀、走窜等感觉，持续数秒钟，渐渐放松，如此反复操作。操作时用力不要过猛，不要滑动，应持续有力。需要加强刺激时，可用双手拇指重叠施术。按法经常和揉法结合使用，称为按揉法。对年老体弱或年龄较小的患者，施力大小要适宜。按法适用于手部各穴。

4.点法

在手部按摩中，点法是指用拇指指端或屈指骨突部着力于手部穴位或病理反射区上，逐渐用力下按，用力要由轻到重，使刺激充分到达肌肉组织的深层，患者有酸、麻、重、胀、走窜等感觉，持续数秒钟，渐渐放松，如此反复操作。操作时用力不要过猛，不要滑动，应持续有力。点法接触面积

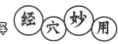

小，刺激量大。点法常与按法结合使用，称为点按法。对年老体弱或年龄较小的患者，施力大小要适宜。点法适用于手部各穴。

5.掐法

在手部按摩中，掐法刺激性最强。掐法是指用拇指指甲重掐穴而将力量灌注于拇指端。掐前要取准穴位，为了避免弄破皮肤，可在重掐部位上覆盖一层薄布，掐后可轻揉局部以缓解疼痛。掐法多用于急症、重症。

6.揉法

手部按摩中多用指揉法。指揉法是指用拇指螺纹面于手部一定的穴位或部位上，腕部放松，以肘部为支点，前臂做主动摆动，带动腕和掌指做轻柔缓和的摆压。用力要轻柔，动作要协调而有节律，每分钟速度160次。本法多与按法结合使用，适用于手部各穴。

动动手指头，提神健脑

每个手指都有穴位与器官相连。灵活十指就在眼前，随时可看，随地可按。

一、基本按摩保健

按摩拇指：可缓解心脏疾病、过敏性皮炎、脱发、喉咙痛。

按摩食指：可缓解便秘、食欲不振、胃痛、慢性胃炎。

按摩中指：可缓解肝脏疾患、疲劳、食欲旺盛、耳鸣、头晕。

按摩无名指：可缓解感冒、咽喉疼痛、头痛、尿频、汗多、宫寒。

按摩小指：可缓解肩痛、腰痛、月经不调、视疲劳、肥胖、失眠。

二、按摩方法

先按摩左手，右手的拇指和食指按压左手拇指的两侧，感觉疼时再坚持10秒钟；右手的食指和拇指分别上下夹住左手的拇指，用力按压，坚持3秒钟；换右手按摩，方法相同。

三、常见疾病的手指按摩

对应不适问题拿捏相关的手指，可以缓解病痛。每次操作3分钟，每日1~2次。

肝病：捏右手拇指的两个关节。

耳鸣：捏双手无名指的三个关节。

糖尿病：捏左手拇指的两个关节。

高血压：按左手小指的根部。

心脏病：捏左手小指三个关节的内侧。

痛经：捏双手食指的三个关节。

眼睛疲劳：捏右手中指的三个关节。

手部按摩的注意事项

一、手部按摩疗法的适应人群

手部反射区按摩保健法适应范围广泛，还有意想不到的疗效。对于内、外、妇、儿、五官、皮肤等科的病症，尤其是对一些急慢性痛症、功能性病变和运动、神经系统的顽症。

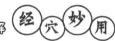

（1）适用于内科的高热、中暑、中风、昏厥、眩晕、感冒、疟疾、咳嗽、哮喘、失音、呃逆、急慢性胃痛、腹痛、呕吐、失眠、癫狂、痫症、更年期综合征、泄泻、痢疾、便秘、脱肛、水肿、淋症、癃闭、遗精、阳痿、男性不育等。

（2）外科的骨质退行性病变、疔疮、淋巴结核、乳痈、乳房小叶增生、急慢性阑尾炎、带状疱疹、丹毒、脱骨疽、破伤风、各种扭伤等；妇科的痛经、月经不调、崩漏、经闭、带下病、妊娠恶阻、滞产、胞衣不下、产后腹痛、恶露不绝、产后血晕、乳少、阴挺、阴痒、不孕症等。

（3）儿科的顽咳、急慢性惊风、小儿营养不良、小儿泄泻、小儿脑瘫、小儿麻痹后遗症、小儿遗尿、腮腺炎等。

（4）皮肤科的神经性皮炎、荨麻疹、扁平疣、鹅掌风等。

（5）五官科的牙痛、口疮、口臭、急慢性咽喉炎、目赤肿痛、近视、老年性白内障、耳聋等。

同时还可广泛用于保健强身、延年益寿。

二、注意事项

（1）按摩时，风扇不宜直接吹到被按摩者施术部位，治疗结束后，患者应注意保暖，1小时内不宜用冷水洗手，按摩者亦不可马上用冷水洗手，应休息片刻后用温水涂肥皂洗净双手。

（2）治疗前休息片刻，按摩者要将指甲剪短，以防在按摩时划伤患者皮肤，要保持双手清洁温暖。

（3）手法要熟练，耐力要持久，按摩要柔和，用力要深透。对不同体质的患者，应注意调整刺激的强度。

（4）治疗时应避开骨骼突起处，以免挤伤骨膜，造成不必要的痛苦。

（5）手部有外伤、脓肿，治疗时应避开患处。可在另一只手的相同部位或同侧脚的对应部位进行按摩。如因治疗不慎，造成皮肤红肿、瘀血者，可在患部涂上红花酒精，暂时停止在该处按摩。

（6）按摩后有些患者可能出现低热、发冷、疲倦、腹泻等全身不适症状，或使原有的症状加重，这是一种正常反应，可继续坚持治疗，这种症状会自然消失。有的人在接受按摩治疗数日后，尿液颜色变深，并且气味加重，这是因为"毒素"排出所致，不必惊慌，仍可坚持治疗。

（7）长期接受手部按摩，双手痛觉迟钝是常有的现象。此时，用盐水浸泡双手半小时，痛觉敏感度会增强，治疗效果会有明显提高。

（8）心脏病、糖尿病、肾脏病患者，按摩时间每次不宜超过15分钟，有严重心脏病、癫痫、肝功能异常者，应配合其他方法治疗。

（9）按摩时手法应轻重相结合。如按3分钟，开始1分钟轻按，中间1分钟加重，然后再轻按1分钟。按摩过程中力量加大时，患者病理反射区会有痛感，这种痛感是按摩效应，但不宜加力过强，因人而异，以患者能忍受为佳。每次按摩结束都应达到使患者有口渴感，按摩结束后让患者饮温开水500毫升以排毒。

（10）按摩每个穴位前都应测定一下病理反射区的反射痛点。按摩师可用塑料棍自制检查棒，尖端如圆珠笔尖端即可。用此尖端轻扎探测一下病理反射区，如患者有扎刺样疼感，即是病理穴点，即可在此处着力按摩。

以足诊病，探出你身体的秘密

足部是一个全息单元，它包含的反射区对应于身体各个器官，刺激足部相应的反射区，可以起到诊断治疗疾病的目的。一旦脚部发生病变，就会影

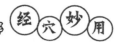

响全身的健康，如果全身某一部位出现病变，必然会在双脚相应的反射区准确地反映出来。

1.脚频繁痉挛

脚突然抽筋，或是肌肉的猛然收缩，可能是由锻炼或脱水引发的短暂情况。如果这种情况经常发生，那么你的饮食应该增加钙、钾和镁的摄入。孕妇在晚期妊娠一定要小心，要增加血流量，防止这种情况发生。应该试着弯曲脚，按摩疼痛的部位。也可以用冷毛巾或消毒酒精来使肌肉放松。为了避免脚抽筋，睡觉之前伸展脚，然后喝杯热牛奶来补充钙。

2.脚和脚趾无毛

循环不畅通，通常是由血管病引起的。由于动脉硬化，心脏无法把足够的血供到脚，就会出现这种现象。供血不足还会导致人们无法感受到脚的脉搏。站立的时候，脚可能是鲜红的或微黑的；上升的时候，脚马上会变得苍白。

3.脚趾稍微下陷，有勺子形状的压痕

这是贫血的表现，是因为没有足够的血红蛋白引起的。内部出血或严重的月经不正常也可以引发贫血。贫血时，指甲也会出现相同的状况：颜色和甲床都会表现为苍白。

4.无法治愈的脚掌疼痛

这是糖尿病的主要表现。升高的血糖浓度会导致脚部神经的破坏，表现为由压力或不小心的摩擦而引起的刮伤、切伤或刺激。糖尿病的其他表现还有经常口渴、尿频、易疲劳、视力模糊、易饥饿或体重减轻。

5.寒脚

这种情况多发生在女性身上。女性的核心身体温度会比男性低，所以即使她们很健康，对寒冷也会很敏感。40岁以上的女性如果有腿寒的现象，那

可能是甲状腺功能不足，因为甲状腺会调节身体温度和新陈代谢。

6.脚趾指甲厚重、发黄

这是由指甲下面的霉菌感染而引起的。甲癣患者通常毫无知觉，所以会持续好几年都不会发觉。但是这种感染很快会波及全部的脚趾甲甚至手指甲，导致指甲发出难闻的味道，颜色变深。糖尿病患者、有循环问题和免疫系统问题的人容易感染该疾病。

7.大脚趾突然增大

大脚趾突然增大可能是痛风的症状，这是关节炎的一种，通常由过多尿酸引起。尿酸通常存在于体温较低的身体部位，而全身体最凉的地方莫过于离心脏最远的大脚趾。40~50岁的男性、绝经后的女性更易患有痛风。

8.双脚麻木

双脚没有知觉，这是由周围神经病变引起的。周围神经病变有很多原因，但是两个首要原因是糖尿病和滥用酒精。更严重的是这种麻木会延伸到手，让你感觉似乎戴着手套似的。

9.脚关节疼痛

风湿性关节炎，是通常首先会被小关节如脚趾和手指节感受到的一种关节性病变，疼痛的同时通常伴有肿胀和僵硬，而且这种疼痛是对称性的。

10.脚趾指甲有凹痕

大多数牛皮癣患者的皮肤病表现为指甲有很多凹痕，可深可浅。但是有3/4的牛皮癣关节炎患者的关节和皮肤都会受到影响，通常表现为不光滑的有痘痕的指甲。

11.脚后跟不能抬起

脚后跟不能抬起即足下垂，预示着神经或肌肉被损坏，这种损坏会一直延续到背部、肩膀或颈部。某些用于化学疗法的药物也会导致走路或站立的

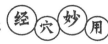

时候脚的前部抬不起。同时也会伴随着疼痛和僵硬。有时候这种疼痛会发生在小腿后部或脊背下部分。

12.脚上皮肤干燥容易脱落

虽然你脸上或手上的皮肤经常会干燥，但是千万不要忽视脚上的皮肤干燥。因为真菌感染通常是由干燥发痒的皮肤开始的，之后会发展为炎症和水疱。

13.脚部疼痛难以走路

未确诊的应力性骨折是脚部疼痛的普遍原因，经常表现为脚的侧面疼痛或脚掌疼痛。这通常是由骨质减少、营养不良，包括维生素D缺失、不易吸收钙或厌食症。

14.脚趾尖向上肿起

杵状指（包括手指）是肺疾病的惯常表现，包括肺纤维化和肺癌。心脏疾病和胃肠疾病也和此有关。

保持足部经络的畅通

古人有这样的健康谚语："竹从叶上枯，人从脚下老，天天千步走，药铺不用找。"说明人要想健康长寿，必须勤于动脚、动腿，要经常活动，使足部的经络畅通。

一、步行是法宝

步行是能坚持一生的有效的锻炼方法，是一种最安全、最柔和的锻炼方式。步行锻炼有利于精神放松，减少焦虑、压抑情绪，提高身体免疫力。步行锻炼能使人的心血管系统保持最大的功能，经常步行锻炼者比久坐少动者肺活量大，有益于预防或减轻肥胖。步行能促进新陈代谢，增加食欲，有利于睡眠。步行锻炼还有利于防治关节炎。

二、天天按摩脚

中医经络学指出，脚心是肾经涌泉穴的部位，手心是心包经劳宫穴的部位，经常用手掌摩擦脚心，有健肾、理气、益智的功效。晚上热水浴脚后，可用左手握住左脚趾，用右手心搓左脚心，来回搓100次，然后再换右脚搓之。

三、常做下肢操

下肢操的准备姿势是：身体直立，两脚分开比肩稍宽，两手叉腰，两眼平视正前方。

1.旋脚运动

右脚向前抬起，脚尖由里向外（顺时针）旋转16圈，再由外向里（逆时针）旋转16圈，然后再换脚做同样动作。

2.转膝运动

上体前屈，两手扶膝，两膝弯曲，先两膝同时按顺时针方向旋转16次，再按逆时针方向旋转16次；两膝分别同时由外向里转16次，再分别由里向外转16次。

3.踢蹬运动

两脚交替向前踢脚各16次，踢时脚趾下抠；两脚交替向前蹬脚各16次，蹬时脚跟突出。

4.踢腿运动

两腿交替向前高踢腿各16次；两腿后踢，后脚跟踢至臀部，各踢16次。

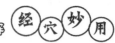

5.下蹲运动

两脚跟离地，松腰屈膝下蹲，蹲时上下颤动8次，慢慢起立，脚跟落地。如此，反复做5次。

6.压腿运动

右腿屈膝成骑马式，手扶同侧膝，虎口向下，上体向右前方前俯深屈，臀部向左摆出，眼看左足尖，左手用力按压左膝4次。然后臀部向右摆出，眼看右足尖，右手用力按压右膝4次。左右交替各做4次。

7.跳跃运动

原地上下跳跃，共跳16次。跳动时，上肢可随之上下摆动，上至头高，下至小腹，手指并拢成单掌。

足部治病要穴

一、足阳明胃经

1.解溪

解溪位于趾长伸肌腱与跟长伸肌腱中间凹陷中，在足背和小腿交界的横纹处。主治足踝关节痛、偏瘫、下肢瘫痪、踝关节及周围软组织损伤、头痛。

2.冲阳

冲阳在足背第二、三跖骨间，趾长伸肌腱外侧足背最高处。主治足背痛、下肢瘫痪、牙痛、牙龈炎、癫痫。

3.陷谷

陷谷位于第二趾外方直上，第二、三跖趾关节后的凹陷处。主治浮肿、足背肿痛、腹痛、扁桃腺炎、痢疾。

4.内庭

内庭位于第二、三趾缝正中略后，第二、三跖趾关节前。主治牙痛、胃痛、扁桃腺炎、三叉神经痛、头痛、痢疾。

二、足太阴脾经

1.隐白

隐白在拇趾内侧距趾甲根角一分处。主治腹痛、腹胀、多梦、月经过多、月经不调、子宫出血、失眠、精神错乱。

2.大都

大都位于足趾根部的足内侧缘，在第一趾跖关节前。主治腹胀、腹痛、高热、水肿等。

3.太白

太白位于第一跖骨小头的后下方，距离跖骨小头约1寸。主治胃痛、腹胀、痢疾、便秘、上吐下泻。

4.公孙

公孙穴正当第一跖趾关节后约1寸处。主治腹痛、腹泻、痢疾、胃痛、呕吐、消化不良、心悸、月经过多。

三、足太阳膀胱经

1.昆仑

昆仑穴在足外踝之后侧凹陷处，当外踝后缘（与外踝尖平齐）与跟腱的中间。主治头项痛、眩晕、腓肠肌痉挛、小儿抽风、下肢瘫痪。

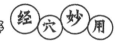

2.仆参

仆参穴位于昆仑穴直下跟骨下凹陷处。主治下肢无力或瘫痪、足跟痛。

3.通谷

通谷穴在小趾外侧，第五趾跖关节前。趾骨底的外侧缘（肩反射区处）。主治头痛、目眩、消化不良。

4.至阴

至阴穴位于小趾甲根部外侧一分处。主治胎位不正、难产、头痛。

四、足少阴肾经

1.涌泉

涌泉穴位于足掌心中央，约足底（去趾）前1/3处，当第二、三跖趾关节后。主治癔症、癫痫、头晕、目眩、头痛、中暑、昏迷、癫狂、小儿惊风、休克、呕吐、喉痛。

2.然谷

然谷穴位于足内踝前下方，舟骨粗隆下方，公孙穴之后1寸。主治足背肿痛、麻木、咽喉炎、膀胱炎、糖尿病、月经不调。

3.太溪

太溪穴平齐内踝最隆出点，在内踝后缘与跟腱内侧缘的中间。主治神经衰弱、腰痛、血尿、肾炎、月经不调、喉头炎、牙痛、遗尿、膀胱炎、阳痿、遗精、下肢瘫痪、足底痛、踝关节痛。

五、足少阳胆经

1.丘墟

丘墟穴在外踝前下方凹陷中，在第四、五趾间隙延长线上。主治下肢痛、踝关节及周围软组织损伤、胸痛。

2.足临泣

临泣穴在第四趾、小趾的趾缝上，第四、五跖骨之间，第四、五跖趾关节后5分处。主治头痛、头晕、胁肋痛、乳腺炎、月经不调、足痛、耳聋、耳鸣。

3.足窍阴

窍阴穴在第四趾外侧距趾甲根角1分处。主治热病、眼病、头痛、胸膜炎、哮喘、咽炎。

六、足厥阴肝经

1.大敦

大敦穴位于拇趾甲根外侧角后1分处。主治疝气、遗尿、月经过多。

2.行间

行间穴在足拇趾与第二趾的趾缝后5分处，即第一、第二跖趾关节前方。主治头痛、疝气、癫痫、失眠、月经不调、尿道炎、小便不通、遗尿、肋间痛、高血压。

3.太冲

太冲穴位于第一、二趾缝上2寸，即第一、二跖趾关节后方凹陷处。主治头痛、头晕、癫痫、疝气、小儿惊风、眼病、乳腺炎、子宫出血、小便不通、偏瘫。

孩子的保健医生我来当

眼保健法

现代人无论是大人还是孩子，埋首在电子产品前的时间越来越长，长时间近距离使用电子产品，容易导致屈光不正、眼睛疲劳、近视度数增加及散光加重的情形，中医认为，眼与全身脏腑和经络的联系密切，本文推荐几种眼保健法。

一、主要方法

1.眼保健操

①按揉天应穴：以左右大拇指螺纹面分别按左右眉头下面的上眶角处，其他四指散开弯曲如弓状，支撑在前额上，按揉面不要太大。②挤按睛明穴：以大拇指与食指挤按鼻根，先向下按，然后向上挤。③按揉四白穴：先以左、右手的食指与中指并拢，放在紧靠鼻翼两侧，大拇指支撑在下腭骨凹陷处，然后放下中指，用食指在面颊中央部按揉。④按太阳穴及轮刮眼眶：拳起四指，以左、右手大拇指螺纹面按住左、右太阳穴，以左、右手食指第二节内侧面轮刮眼眶上下一圈，先上后下；上侧从收头开始至眉梢为止，下侧从内眼角起至外眼角止，轮刮上下一圈。

2.中药养生

眼睛疲劳、近视，中医多以定志丸及枸杞地黄丸来治疗，定志丸适合看近很清楚、看远则模糊，且伴有心悸、胸口闷、易疲劳的人；枸杞地黄丸则适合近视且眼前有黑影、飞蚊症，伴有耳鸣、头晕、夜间多梦、易腰酸者服用，若是眼前常有黑影，可酌加丹参、郁金以活血化瘀。

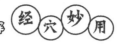

3.食疗保健

多吃对视力有益的桂圆肉、山药、胡萝卜、菠菜、番薯、芋头、玉米、动物肝脏、牛肉、桑葚、红枣等食物，或者以红枣、人参、枸杞、菊花、罗汉果泡茶饮用，也可护眼。尤其是一般以为罗汉果适合声音沙哑、喉咙不适者食用，其实罗汉果对容易火气大、眼睛又不好的患者疗效也很显著。值得注意的是，视力不好的人应少吃话梅、李子、柠檬、柳橙等酸性果实，因为这些酸性果实会伤肝，间接影响视力及眼睛健康。

4.眼球运动

让眼球运动，使之得以锻炼。两脚分开与肩宽，挺胸站立，头稍仰。瞪大双眼，尽量使眼球不停转动（头不动），先从右向左转10次，再从左向右转10次，如此重复3遍。有规律地运转眼球和平视远处的山峰、楼顶、塔尖、河流等景物，也可调节眼肌和晶状体，减轻眼睛的疲劳，改善视力。

二、主要作用

做眼保健操可以调整眼及头部的血液循环，调节肌肉，改善眼的疲劳；通过对眼部周围穴位的按摩及保健，使眼内气血通畅，改善神经营养，以达到消除睫状肌紧张或痉挛的目的；具有调整肝经气血、疏肝明目之效，可作为眼睛的保健和青少年近视、目赤肿痛等病症的防治功法。

耳保健法

耳位于眼睛后面，它具有辨别振动的功能，能将振动发出的声音转换成神经信号，然后传给大脑。在脑中，这些信号又被翻译成我们可以理解的词语、音乐和其他声音。耳朵是语言交际、音乐欣赏所不可缺少的"接收器"。各种耳部疾病是可以预防的。

一、主要方法

1.按摩

用双手按、揉摩两耳郭,再牵拉两耳郭,以其发热发红为度,反复进行多次。可在鸣天鼓后进行。叩鸣天鼓:静坐闭目养神,用双手心紧贴两耳孔,五指贴耳后脑部,用食指、中指和无名指叩后脑部24次,然后快速将双手掌离开耳孔,如此连续做10次,有醒脑强志、聪耳明目等作用。

2.切忌挖耳

耳痒用火柴棒、头发夹和毛线针等硬物挖耳道,可引起耳道损伤发炎化脓,应当禁止。

二、主要作用

耳保健能明显地促进耳部的血液循环,并通过体内的传导经络传导到相应的脏腑,改善相应脏腑的功能,起到保健和治疗疾病的作用;坚持耳部的按摩可以起到补肾、固肾及补气、治疗气虚的保健功效,对小儿的遗尿症、哮喘及体弱多病有很好的效果,家长每晚在孩子睡觉前给孩子按摩双耳,可以治疗这些疾病,并能增强孩子的体质。这一治疗方法需要家长有耐心,坚持半年、一年,孩子身体才会慢慢地强壮起来。

鼻保健法

鼻子是重要的嗅觉器官,也是呼吸道的门户。中医经典中说:"肺气通于鼻。"鼻子上与颅脑相近，下与鼻泪管与眼睛相通，鼻后的鼻咽部又与咽喉相接，通过两边耳咽管还与中耳相通。正因为鼻腔四通八达，鼻子病了，也常会影响周围相邻器官的健康。

一、主要方法

1.按摩

按摩者正坐，将拇指指端按放在鼻翼旁的迎香穴处，用指端按揉，连揉3分钟。用两手拇指指端按揸鼻翼旁的迎香穴，一揸一松，连揸21次。

2.冷水洗鼻

先用手捧一捧水，将鼻孔浸泡数秒钟，并用鼻子将水稍吸入，等润湿鼻子内污物后擤出。再次吸入水后，用拇指按住一侧鼻孔，用微力擤出另一侧鼻孔内的水和余污，再按另一侧。如此重复清洗2～3次即可。每天早晚洗鼻1次。

3.杜绝不良习惯

常用手指挖鼻孔，既不雅观，又是一种不良的卫生习惯，它会使鼻毛脱落、黏膜损伤、血管破裂而引起出血。挖鼻孔还会使鼻腔感染，严重时甚至会危害大脑健康。过分干燥和污浊的空气常会使鼻子的排尘功能受到限制，甚至造成纤毛脱落，抗菌能力降低，易患感冒、鼻窦炎等疾病。因此，室内应经常开窗换气，以保持空气的湿润和新鲜。

二、主要作用

鼻保健是预防感冒的有效手段，是防治慢性鼻炎、鼻息肉、鼻出血等鼻部疾病的重要方法。另外，对于感冒、间歇性鼻塞、流黏液性鼻涕、嗅觉减退等，也可采用鼻保健按摩方法进行防治。

脾胃保健法

脾胃病症大多由饮食失调、过食生冷、劳倦过度，或久病或忧思伤脾等所致。症见纳呆腹胀、口淡不渴、四肢不温、大便稀溏，或四肢浮肿、小便清长或不利，妇女白带清稀而多，舌苔白润，脉沉迟等。症状表现为常因天气变冷、感寒食冷品而引发疼痛，疼痛时伴有胃部寒凉感，得温症状减轻。

一、主要方法

1.按摩

脚趾按摩，每天顺时针按摩脚趾肚40~80次，重点是第二个脚趾，对缓解胃痛、养胃都很好；每天上床后，双手搓热，将热掌心（劳宫穴）贴在胃和肚脐上，热度稍减，再顺时针按摩30~40次；腹部按摩，早晨起床或晚上睡觉前，仰卧床上，双手掌重叠，置于肚脐部位，按顺时针和逆时针方向各按揉60次或至腹部觉热为止。结束后，再用手指点按足三里穴。

2.适当服用药物

中医脾胃虚弱主要分三型：脾胃气虚、脾阳虚、胃阴虚。脾胃气虚者可服用参苓白术散和香砂养胃丸，脾阳虚可用附子理中丸，胃阴虚可服用参梅养胃颗粒。

3.注意饮食调养

合理的膳食结构是健康的基础、"保胃"的前提。饮食应有规律，三餐定时、定量、不暴饮暴食；平时多吃易消化食物，如稀饭，粥等；少吃有刺激性和难于消化的食物，如酸辣、油炸、干硬和黏性大的食物，生冷的食物也要尽量少吃。

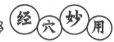

4.坚持适当的体育锻炼

适当的体育锻炼能增强人体的胃肠功能，使胃肠蠕动加强，消化液分泌增加，促进食物的消化和营养成分的吸收，并能改善胃肠道本身的血液循环，促进其新陈代谢，推迟消化系统的老化。

二、主要作用

中医认为脾胃是人的"后天之本"，因为脾胃具备重要的消化吸收功能，是人体的能量源头。如果脾胃的功能发挥正常，各组织器官运作效率良好，就不会发生疾病；倘若脾胃功能不好，很多器官运作效率降低，疾病就会发生。

脾胃的主要功能是对食物的消化吸收，保证水谷精微（营养物质）对机体的营养和濡润。脾胃保健具有温中散寒、补气健脾、理气止痛、和胃渗湿、益气补中等功效，可以缓解脾胃虚寒带来的四肢无力、食少纳呆、面色萎白等症状。

预防感冒保健法

感冒是由呼吸道病毒引起的，其中以冠状病毒和鼻病毒为主要致病病毒。临床表现以鼻塞、咳嗽、头痛、恶寒发热、全身不适等。全年均可发病，尤以春季多见。现代医学认为当人体受凉、淋雨、过度疲劳等诱发因素，使全身或呼吸道局部防御功能降低时，则原已存在于呼吸道的或从外界侵入的病毒、细菌可迅速繁殖，引起本病，以鼻咽部炎症为主要表现。

一、主要方法

1.针灸

针灸以手太阴、手阳明经及督脉穴为主。主穴列缺、合谷、大椎、太阳、风池加曲池、尺泽、鱼际；鼻塞者，加迎香；体虚感冒者，加足三里；咽喉疼痛者，加少商；全身酸楚者，加身柱；夹湿者，加阴陵泉；夹暑者，加委中。操作主穴用毫针泻法。风寒感冒，大椎行灸法；风热感冒，大椎行刺络拔罐。

2.拔罐

拔罐选大椎、身柱、大杼、肺俞等穴，拔罐后留罐15分钟起罐，或用闪罐法。本法适用于风寒感冒。

3.敷贴疗法

取大蒜2枚捣汁拌面粉做成圆锥状，塞入鼻孔（两侧交替），每次留塞15～20分钟，每日4～5次。具有祛风散寒、宣肺通窍的功效，适用于风寒感冒。

4.饮食疗法

取苏叶3～6克，生姜3克，洗净切碎，放入茶杯内，冲入沸水200～300毫升，加盖泡10分钟，再放入红糖15克搅匀，趁热饮用。具有解表散邪的功效，适用于感冒初起，恶寒、无汗、头痛者。

二、注意事项

一般感冒不需使用抗生素，只需多喝水、多休息，在感冒流行时减少出入公共场所。若有咳嗽、有痰、流鼻涕、鼻塞则可依不同症状给予药物治疗以减轻不适。

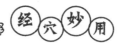

小孩长高法

虽然说身高约有70%受制于遗传因素，但是只要能有效掌握30%的后天因素，从饮食、运动、睡眠这3大方面入手，配以经络按摩，那么要改变身高也不是不可能的。

一、按摩穴位

按压孩子脚底下的涌泉穴，涌泉穴在孩子肢底板的前1/3凹陷处。按揉孩子后背的命门穴，命门穴就在腰部的后正中线上，第二腰椎棘突下凹陷处（与肚脐相对处）。每个穴位操作3分钟，再加上捏脊5遍，就能促进孩子长高。

二、及时睡眠

人体生长激素分泌最为旺盛的时间是深夜11时至半夜4时，如果能在这一时间段内熟睡，将有助于身高发育。由于幼儿进入睡眠状态大约需要30分钟，所以平时尽量让幼儿在晚上10时上床睡觉，这样才能在深夜11点左右进入熟睡状态。

三、多做运动

运动时会拉伸关节，刺激身体分泌生长激素。多做跳跃性运动如打篮球、跳绳等，以及那些帮助伸展身体的运动小游戏，都有助于幼儿长高。

四、注意饮食

如果体内糖分过高，将导致生长激素分泌降低。因此，尽量不要让孩子吃过多的甜食，包括糖果、饮料等。除此之外，每天早晚要各喝一杯牛奶，让孩子多补充蛋白质。如果担心牛奶的糖分过高，也可用无糖豆浆取代。

婴儿经络按摩

大人生病或者劳累了会通过按摩来调制，孩子的很多毛病也可以通过经络按摩来防治。虽然现在有专门的儿童按摩院，但您可以自己学习一些按摩技巧来为孩子保驾护航。孩子的先天元气足，通过经络按摩很快就能起效。

一、日常保健法

（1）补脾经200次，就是在孩子的大拇指面顺时针方向旋转推动。

（2）清肝经100次，直推孩子食指，由第二指关节推向指尖。

（3）清心经100次，直推孩子中指，由第二指关节推向指尖。

（4）补肺经200次，就是在孩子的无名指面顺时针方向旋转推动。

（5）补肾经200次，就是在孩子的小指面顺时针方向旋转推动。

（6）揉板门70次，就是在孩子手掌大鱼际（即大拇指下方，在手掌肌肉隆起的地方）。

（7）捏脊5遍，捏脊是两手沿着脊柱的两旁，用捏法把皮捏起来，边提捏边向前推进，由尾骶部捏到枕项部，重复3～5遍。捏脊时让宝宝俯卧于床上，背部保持平直、放松。捏脊的人站在宝宝后方，两手的中指、无名指和小指握成半拳状。食指半屈，用双手食指中节靠拇指的侧面，抵在孩子的尾骨处；大拇指与食指相对，向上捏起皮肤，同时向上捻动。两手交替，沿脊柱两侧自长强穴(肛门后上3～5厘米处)向上边推边捏边放，一直推到大椎穴(颈后平肩的骨突部位)，算作捏脊一遍。第2、3、4遍仍按前法捏脊，但每

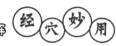

捏3下需将背部皮肤向上提1次。再重复第一遍的动作两遍，共6遍。最后用两拇指分别自上而下揉按脊柱两侧3～5次。

二、常见病经络保健

1.流鼻涕

熬葱白水，并加生姜和红糖煮。接着用生姜汁擦孩子脊柱两侧的膀胱经，擦红为止。推孩子鼻翼两侧各1分钟，然后推攒竹穴200次，再向左右分抹额头，到太阳穴后用大拇指点揉。

2.发烧

38.5℃以下先物理降温，然后推攒竹穴200次、坎宫穴200次，太阳穴1分钟，泻肺经200次，泻天河水200次。

3.腹泻

腹泻时，补脾经200次，补大肠经200次，揉板门200次，揉内劳宫200次。

永葆年轻容颜，
岁月逝去人不老

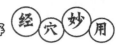

经络养颜的基本手法

经络美容按摩与一般保健、医疗按摩相比，最应该注意的是按摩的方向。如果方向不对，不但无法起到美容的作用，反而会加速皱纹的出现和发展。

1.推法

推法是指用手指或手掌着力于体表，朝单方向做直线运动。该手法适用于头面部、四肢、胸腹部的按摩。

2.拿法

拿法是指弯曲大拇指，使它和其他四指中任意一指或几指相对，提拿起皮肤。该手法适用于颈项、肩背和四肢。

3.摩法

摩法是指以手掌附于人体，一边绕圈一边抚摸。多用于腹部。要是身体某个部位因外伤而剧痛，也可以酌情使用。

4.揉法

揉法是指以手指、鱼际、掌根及手掌，在身体上做轻柔和缓的揉动。该手法适用于头面、胸腹和四肢。

5.擦法

擦法是指以掌根大鱼际或小鱼际着力，在体表上迅速地来回摩擦。

6.捻法

捻法是指以拇指与食指、中指或食中指相对，捏住患者的手指或脚趾，做搓揉的动作。该手法适用于全身各个部位。

7.点法

点法是指以指端、指间关节或肘部按压在身体上，逐渐用力下压。该手法适用于腹部、腰背部和四肢。

8.搓法

搓法是指以两手掌夹住肢体，相对用力做快速的搓揉、上下往返的移动。

穴位按摩助你祛除小痘痘

青春痘的发生除了有脸部出油、清洁不够等原因，若发现青春痘持续长在同一个部位3周以上，并呈红肿或化脓现象时，就可能是体内出了问题，往往与作息及饮食不正常有关。

一、小痘痘的类型

1.鼻翼痘

鼻翼痘即鼻子周围长的痘痘，通常有心情郁闷、坐立不安现象，也反映了肝胆问题，如消化不良、便秘或是胃胀气。按穴能帮助排便与放松，也应避免吃生冷或辛辣的食物。主要涉及穴位：光明穴（足外踝骨往上约7指幅处）；蠡沟穴（内踝往上约7指幅处）。

2.鼻头痘

鼻头痘通常是脾经失常造成的，也有面色苍白、泛黄或气色暗沉等现象，与体内消化酶分泌不正常有关，也容易出现胃溃疡。按穴可调整激素，增加气血循环。主要涉及穴位：三阴交穴（位于小腿内侧、足内踝骨往上约4指横幅处）；巨髎穴（鼻孔往外水平延伸一线，与瞳孔往下垂直延伸线的交点，两边各有一穴）。

3.眉心痘

眉心痘指长在眉心上的痘痘，通常颗粒很大，与心脏活动力减弱有关，

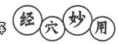

如作息不规律、日夜颠倒、用脑过度、长期熬夜、心情烦躁等。最好晚上10时前就寝，12时睡着，让肝脏获得休息。或按摩穴道能调心气、改善心神不宁，也能帮助入眠。主要涉及穴位：少府穴（无名指与小指往下延伸线的交点，掌骨之间的凹陷处）；后溪穴（手握拳，位于小指外侧，掌指关节后的横纹尽头处）；曲池穴（手肘弯曲，位于肘关节外侧出现的横纹顶端，手指按压会有酸麻感）；鱼际穴（四指向内弯曲，大拇指根部有块肌肉明显突起，穴位在突起肌肉的中间）；迎香穴（鼻翼往外水平延伸，与法令纹交点，两边各有一穴）。

二、按摩方法

用大拇指或按摩棒，按住穴道后循顺时针方向，往下施力揉按，由轻到重，可反复多次。各穴道每次最少揉按20圈，每日3次，即可帮助缓解症状。

女性胸部塑型的经络保健

乳房是女子成熟的第二特征，丰满的胸部是构成女性曲线美的重要组成部分，女性的乳房以丰盈、有弹性，两侧对称、大小适中的健美才叫美。

一、主要作用

通过经络保健，对女性胸部塑型的主要原理是：

（1）疏肝健脾、行气补血。

（2）促进激素的分泌。

（3）促进胸部肌肉和脂肪的发达与产生。

（4）促进雌激素和乳汁的分泌。

二、保健方法

（1）睡前仰躺在床上，全身放松，首先用左手掌按摩右手内侧，从掌根摸到肩头，再用右手掌按摩左手的内侧，这样肺、心、心包三条经都按摩了；然后在乳房的上部从两边向中间推抚至热，再从肚子两面肋胁往上推抚，然后在腋下用两掌根尽量从最底下往乳头上推按；从乳房的四周边向乳头方向进行按摩，按揉乳根、天池、膻中等穴位，然后双手从胸沟上面往下推至心窝下，向两边分开抹到两边再拢回来；之后就两手手指分开按住两乳房的乳四穴进行按揉（以乳头为中心，上下左右各旁开2寸的四个穴位合称乳四穴）；按完后轻轻往上揪动拉乳头。按摩时间要以有发热有反应为好，按摩后应感觉到有气血涌流向胸部，有膨胀隆起的、乳头变硬的情况。

（2）对太冲、行间、足三里和太溪进行刮痧或按揉，按摩肩井、期门、日月；按揉乳根、天池、膻中、乳四穴，打通乳房周围的经脉，每穴5分钟。按完后轻轻往上拉拉乳头。用力适度按揉得舒服爽快为好。

按摩腹部经穴，拥有纤纤细腰

一、腹部相关经穴

1.关元穴

关元穴位于下腹部，前正中线上，从肚脐到耻骨上方画一线，将此线五等分，从肚脐往下3/5处。每天按摩15～30分钟，可以温暖驱寒、培元固本、补益下焦。

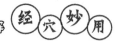

2.天枢穴

天枢穴位于人体中腹部，肚脐向左、右三指宽处，恰为人身之中点，如天地交合之际，升降清浊之枢纽。

3.气海穴

气海穴位于人体的下腹部，直线连接肚脐与耻骨上方，将其分为10等份，离肚脐3/10的位置，主治症状为妇科病、腰痛、食欲减退、夜尿症、儿童发育不良等。

4.水分穴

水分穴为任脉上的重要穴位之一，主治腹泻等疾病。

二、按摩方法

（1）用手掌和掌根在腹部按揉2～3分钟，再用手掌根顺时针方向从升结肠、横结肠、降结肠、乙状结肠部位按揉2～3分钟，手法以泻为主。

（2）兼用平补平泻，此法可调节胃肠蠕动功能，健脾利湿，加快皮下多余脂肪的分解。

（3）在中脘、气海、水分、关元、子宫、天枢穴，反复点、按、拨，以泻为主。

三、主要作用

腹部自我保健按摩，具有宽胸理气、降逆平喘、疏肝解郁、健脾和胃、调理气血、补肾壮阳等保健作用。可用于治疗胸痛、胸闷、咳嗽、气喘、胃脘不适、消化不良、大便秘结、腹痛、腹泻、阳痿、早泄等，对腹部减肥也有很好的效果。

经穴保健，祛除色斑

色斑是指和周围皮肤颜色不同的斑点。色斑是由于皮肤黑色素的增加而形成的一种常见面部呈褐色或黑色素沉着性、损容性的皮肤疾病，多发于面颊和前额部位，日晒后加重。中医认为，反映在皮肤上的斑斑点点，都和脏腑有着不同程度的关系。五脏六腑之精气充盈，皮肤则细嫩光泽；五脏六腑之精气匮乏，皮肤则萎靡枯黄。也就是说要想皮肤健康，脏腑功能必须强盛，要想脏腑功能强盛则必须经络畅通。

总之，色斑实质上是五脏六腑不健、气血津液失调在面部的反映。治斑应治本，故从五脏论治，通过疏通经络来调节气血津液以求平衡阴阳，才能从根本上达到根除色斑的目的。

一、经络保健与祛除色斑的原理

气血循环不畅、内分泌失调会引起各种色斑的产生。经络养生手法用中医经络养生中的疏导术、阴柔术、阳刚术的推、托、点、按等特色手法，疏通按摩全身五脏六腑对应的十四条经络和任督二脉；用揉捏、摩擦、扭角、跪拳等手法，由轻到重，由身体的头、脚部开始，将毒素引流至腹股沟、腋窝、腘窝等每一处细小淋巴位置，促其高速排毒。目的是使正气得以扶助，邪气得以外泄，机体可产生自然的抗病能力。

二、面部蝴蝶斑

面部蝴蝶斑重在调脾胃经和任脉。中医认为，脾主运化、升清，为气血生化之源，气血津液的生化、皮肤的健康美容，都要依赖于脾胃运化的水谷精微来维持。脾胃能把饮食化为精微，并把这些精微物质输送到整个机体。

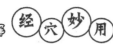

若脾的运化功能失健，肌体就会因得不到充分的营养而枯黄，面颊进而形成蝴蝶状的黑斑。

任脉主血，主女性生殖功能，与妊娠和脾胃有关，养任脉可强化其功能，从而改善因任脉堵塞而引起的面部暗黄、长斑、长痘等问题。

经络按摩、艾灸等方法重点在脾胃经和任脉上进行。按摩头脸部的四白穴、颧髎穴，身体的脾俞、三阴交、足三里穴，既可疏通局部气血，也可以补脾胃、益气血。

三、面部肝斑

对面部肝斑应重调肝胆经和肾经。中医认为，肝的主要功能在于疏泄与藏血。其疏泄功能正常，则气机调畅、气血调和，脏腑组织的活动亦协调和顺，皮肤自然光泽靓丽。若肝的疏泄功能异常，就会使颜面气血失和，血瘀于面，形成眼周下方黧黑色的肝斑。

肾藏精，主骨生髓、发育、生殖和水液代谢。肌体的生长从旺盛到衰退，都与肾中精气相关，肾中精气的盛衰又直接影响皮肤的健美。一些面色黧黑的损美性疾患，大多和肾精亏虚有关。

按摩最后均集中在肝胆经和肾经进行。肝俞、肾俞补养肝肾，调理气血；太冲、三阴交两穴有疏肝解郁、调理气血的作用。

按摩头部经络，留住黑发

脱发的类型多种，常见的有脂溢性脱发和斑秃。中医学认为，发黑浓密润泽，是肾气盛而精血充足的表现。发黄稀疏干枯，为精血不足，常见于大病之后或虚损患者，甚至全部头发脱光。青壮年头发稀疏易落，多属肾虚或血热。情志不畅，肝虚郁结，疏泄功能失常，而致瘀阻滞，瘀血不去，新血不生，血不养发而脱落。

头部分布督脉、膀胱经、胆经、三焦经，先从前发际到后发际的纵线按摩，后以三经在头部前发际的四个穴起手，做横线走行进行按摩。该按摩采用点法、按法、揉法、叩击法四种手法，动作遵循轻柔、灵活、流畅、不浮不躁，力轻而富有弹性，轻落至重后轻起，反复施力，做到补能益气生血，泻能活血化瘀。

1.百会穴

百会穴为百脉交会穴，可通畅百脉，调和气血，扩张局部血管，从而改善局部血液循环。采用按法，以拇指指腹作用于百会穴，力度适中，以患者不觉晕为宜，用力时不是用指力，而是呼气、沉肩、肩发力于臂而贯于指。

2.风府穴

风府穴采用点法和揉法，以拇指指端沿顺时针点揉旋转5次，力度适中，在点和揉时应向上用力才能见效；点法，着力点较小，刺激性强，而配揉法可刚中带柔，取长补短。以患者觉酸胀、不感痛为准。

3.风池穴

按摩风池穴的手法同风府穴的手法，此法疏散在表的风邪，点穴开筋。松解局部肌肉痉挛。

4.太阳穴

太阳穴较敏感，采用点法和揉法，力度为轻缓，以中指指端点太阳穴，由轻至重后轻，旋转揉动5次，动作持续，着力深透。此法可祛散风寒，解除头脑紧张感，以缓解头部血液循环障碍。

5.四神聪

对四神聪采用点法和按法。以双手拇指指腹进行点按。先点按左、右神聪，健脑宁神。后点按前、后神聪，祛风邪，活气血。

经络养生要顺应四时

保养经络与"天时"

一、什么是四季养生

四季养生，就是指按照一年四季气候阴阳变化的规律和特点进行调养，从而达到养生和延年益寿的目的。四季春夏秋冬、四时寒热温凉的变化，是一年中阴阳消长形成的。冬至阳生，由春到夏是阳长阴消的过程，所以有春之温，夏之热；夏至阴生，由秋至冬是阴长阳消的过程，所以有秋之凉，冬之寒。人类作为自然界的一部分，不能脱离客观自然条件而生存，而是要顺应四时的变化以调摄人体，以调节生活起居、心理情绪、睡眠、服饰、饮食等方法来调节人体的状态，通过调养护理的方法，以达到阴阳平衡、脏腑协调、气血充盛、经络通达、情志舒畅的养生保健的目的。

二、四季养生原则

1.顺应自然

在一年四季中，春夏属阳，秋冬属阴。人在春夏之时，要顺其自然保养阳气，秋冬之时，亦应保养阴气。这就要求人们凡精神活动、起居作息、饮食五味等都要根据四时的变化进行适当的调节。在作息时间上，也要顺应四时的变化，做到"起居有常"，春夏"夜卧早起"，秋季"早卧早起"，冬季"早卧晚起"。饮食摄取更要有规律，过饥、过饱或饮食偏嗜均能伤害脏腑，影响身体健康，蔬菜瓜果的食用亦有一定的季节性。

2.形神共养

"养形"主要指脏腑、气血津液、肢体、五官九窍等形体的摄养。只有

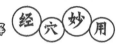

形体完备，才能有正常精神的产生。凡调饮食、节劳逸、慎起居、避寒暑等摄生方法，以及体育锻炼、气功等健身运动，大都属于养形的重要内容。

"养神"，主要是安定情志、调摄精神。中医学认为，人的精神、情志变化是人体生理活动的重要组成部分。在正常情况下，"神"是机体对外界各种刺激因素的"应答性反应"。它不仅体现了生命过程中正常的心理活动，而且可以增强体质、抵抗疾病、益寿延年，但如果情志波动过于剧烈或持续过久，超过了生理功能的调节范畴，则会伤及五脏，影响人体的气血阴阳，导致多种疾病的发生。

春"生"，扶正去邪的经络养生法

春天万物复苏，自然界涌动勃勃生机，阳气始生。春季养生必须掌握春天之气升发、舒畅的特点，注意保护体内的阳气，使其充沛旺盛，避免出现消耗和阻碍阳气发生的情况。

一、春季养生原则

1.春季宜养阳

根据中医的五行学说，肝属木，应春阳升发之令，似杨柳般喜条达疏泄而恶抑郁。因此，在养阳之中重在养肝，关键一条是调摄情志。如果思虑过度，忧愁不解，就会影响肝气的疏泄条达，使体内的气机升降运行失调，阴阳气血脏腑功能紊乱而导致疾病丛生。

2.春季宜防风

春季多风，中医认为"风为百病之长"，风邪是春季疾病外感因素的主要因素。春季多疫气，导致传染病暴发流行，须防患于未然。

二、春季经络穴位养生

1.养肝护肝法

此法为敲打胆经、三焦经以通肝气；刮痧并按摩心包经以行肝血。刮痧背部膀胱经以散表邪。点按大敦、太冲、章门、期门等穴。

2.益肝明目法

此法用左右手食指屈成弓状，以第二节的内侧面紧贴眼眶，自内向外，先上后下轮刮眼眶，出现酸胀感为宜；按揉睛明、攒竹、太阳、四白、足三里、光明、三阴交、太溪、太冲穴各1分钟，以小鱼际擦涌泉穴到发热为止。

3.益气防风法

此法为揉迎香、印堂、太阳、风池、曲池、合谷穴各1分钟；揉风门、肺俞、膻中、肾俞、足三里各1分钟；拿颈项部1分钟，点按双侧肩井穴至发热。

夏"长"，增强活力的经络养生法

夏季是一年中阳气最旺盛的季节，气候炎热而生机盎然，也是人体新陈代谢最快的时期。此时应顺应自然，保养阳气，做到神清气爽，心神得养。

一、夏季养生原则

1.夏季重养阳

"春夏养阳"，夏天气候炎热，人体阳气外发，皮肤腠理开泄，加之冷饮凉茶，导致阳气大损，出现腹泻、胃疼等症状，故夏季宜养阳。

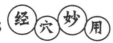

2.夏季宜养脾

夏季多雨，故湿气较重，湿邪容易侵入机体而伤脾。脾主运化，所以脾伤后导致食欲不振、精神萎靡。故夏季应该健脾益气，开胃增食，以求快速生长发育。

3.夏季宜养心

五行学说中夏季与心对应，心主血脉，是推动全身血液循环的动力，是维持生命活动最重要的脏器之一。心属火，拥有炎上、升发的特性，而夏季炎热，此时血液运行快，心脏负荷较大，故应护养心阳，以确保心脏功能正常。

二、夏季经络穴位养生

1.扶正助阳法

此法为用掌揉脊柱两侧足太阳膀胱经5～6分钟；按揉肺俞、膏肓穴各1分钟； 按揉关元、气海、神阙穴各1分钟。

2.推拿养心法

此法为掌摩心前区3～5分钟；按揉膻中、期门、章门穴各1分钟；按揉心俞、膈俞、厥阴俞穴各1分钟；按揉内关、神门、太渊穴各1分钟。

3.清热解毒法

此法为自印堂至前发际双手交替上下做推法，分推前额；拿风池，按揉大椎穴，重手法；掐中冲穴；按曲池、合谷、劳宫、委中穴，重手法。

4.健脾和中化湿法

拇指按揉天枢、中脘穴各1分钟；点按足三里、上巨虚、下巨虚穴各1分钟；掌揉背部两侧膀胱经3分钟，重点按揉脾俞、胃俞穴各1分钟。

秋"收"，滋阴养肺的经络养生法

秋季是热与冷交替的季节，天地之间阳气日退，阴寒日生，因此应本着阴阳平衡，使机体保持"阴平阳秘"的状态，避免出现阴阳不平衡所带来的健康问题。

一、秋季养生原则

1.秋季宜养阴

秋季自然界万物因成熟而阳承收敛，阴精内蓄；及至严冬，天寒地冻，万物蛰伏，阳气潜藏。人体顺应四时阴阳的变化规律，就必须在秋冬之际顾护阴气，使其收敛潜藏，以为来年生发的物质基础。

2.秋季宜养肺

肺为"娇脏"，喜润恶燥，秋季燥邪当令，肺首当其冲，易伤阴液，轻者干咳少痰；重者伤及肺络咯血，故秋季养生重点在肺。

3.秋季宜养胃

经过夏天，身体消耗较大，体内营养物质相对缺乏，再则秋季天气由热转凉，胃肠道对寒冷刺激非常敏感，容易引发胃肠道疾病，故秋季应注意养胃。

二、秋季经络穴位养生

1.推拿养肺法

此法为沿任脉自天突到剑突摩擦至热，再沿肋间隙做环形摩擦3～5遍；按揉膻中穴至温热为宜；拿揉上肢桡侧手太阴肺经及手阳明大肠经3～5遍；按揉太渊、鱼际、肺俞、膏肓穴各1分钟。

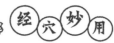

2.推拿润鼻法

此法为揉按迎香、山根、夹鼻穴各1分钟；两手中指指腹沿鼻梁骨两侧从上至下按揉到鼻根部20～30遍；点按百会、印堂、迎香、风门、合谷穴各1分钟；提拿风池，宜重手法。

3.润肠通便法

此法为用滚法或揉按背部膀胱经；点按大肠俞、三焦俞，轻手法，各1分钟；顺时针摩腹300次；点压双侧天枢穴至有酸胀感，按住不动，持续1分钟。

4.秋季养肝法

此法为以掌揉背部膀胱经3～5分钟；重按肺俞，轻按肝俞、胆俞、肾俞穴各1分钟；按揉章门、期门、阳陵泉、悬钟、行间穴各1分钟。

冬"藏"，养元固本的经络养生法

冬季万物凋零，一派萧条景象，动物都进入蛰伏的冬眠状态中，此时阴气极盛，人体的新陈代谢速度放慢，针对这些特点，要注意防寒保暖，让阳气闭藏，以等待来年春天的来临。

一、冬季经络养生原则

1.冬季宜养藏

冬天阴寒之气很盛，这时要注意保护阳气，做到早睡晚起，等到太阳出来后再起来吸收阳气，不宜裸露皮肤或开泻出汗，以免阳气频耗而导致疾病发生。

2.冬季宜养肾

肾藏精，为发育生殖之源，是人体生命的原动力，是人体的"先天之本"。肾阴为生命发育的基本物质，肾阳是活动的基本动力，肾阴滋五脏之阴，肾阳养五脏之阳。冬季对应五脏之中的肾，因此冬季贵在养肾。

3.冬季宜防寒

冬季寒邪当令，寒邪属阴邪，易损耗阳气，导致机体新陈代谢减弱，出现手足不温、畏寒喜暖等阳虚症状，故冬季要注意避寒就暖。

二、冬季经络穴位养生

1.推拿养肾法

此法为用掌根按揉腰骶部3～5分钟，易沉缓；点按肾俞、命门、志室、腰眼、关元俞穴各1分钟；拿揉足少阴肾经、足太阳膀胱经路线3～5分钟；点压中极、关元穴各1分钟，并逆时针掌摩小腹部100次。

2.推拿养阴法

此法为按揉气海、关元、神阙、水分、中极穴各1分钟；掌平推腹部、胁肋至透热；按揉曲池、足三里、三阴交、然谷、太溪穴各1分钟；擦足底涌泉穴至透热。

3.推拿温阳散寒法

此法为用掌根揉按足太阳膀胱经3～5分钟；直擦督脉，横擦腰骶部；揉按神阙、关元穴各1分钟；逆时针掌摩腹部100次。

生活常见病的经穴保健

感冒

感冒是由呼吸道病毒引起的，其中以冠状病毒和鼻病毒为主要致病病毒，以全年均可发病，尤以春季多见。鼻塞、咳嗽、头痛、恶寒发热、全身不适为其特征。

◎ 临床表现

感冒主症恶寒发热，头痛，鼻塞流涕，脉浮。其中，风寒感冒主要症状为恶寒重，轻热或不发热，无汗，鼻痒喷嚏，鼻塞声重，咳痰液清稀，肢体酸楚，苔薄白，脉浮紧；风热感冒主要症状为微恶风寒，发热重，有汗，鼻塞浊涕，咳痰稠或黄，咽喉肿痛，口渴，舌苔薄黄，脉浮数有力。

◎ 经络保健

1. 搓大鱼际。大鱼际在大拇指下方，肌肉隆起之处，用两手上下交替搓摩大鱼际。

2. 按揉太阳穴。太阳穴在眉梢与外眼角中间向后约1寸凹陷处。用两手中指分别按摩左右太阳穴。

3. 按揉迎香穴。迎香穴在鼻孔两侧，鼻唇沟内模平鼻中点。用两手食指分别按住迎香穴按揉。

4. 按摩风池穴。风池穴在头额后面大筋的两旁与耳垂相平处，用食指、中指一起按摩风池穴。

◎ 注意事项

1. 穴位要正确，按摩要轻松。

2. 每天早晚各按摩1次，每次按摩30～50次。

3. 剪短指甲，洗净双手，防止细菌感染。

◎ 主治穴位

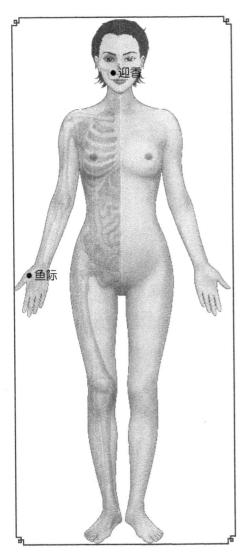

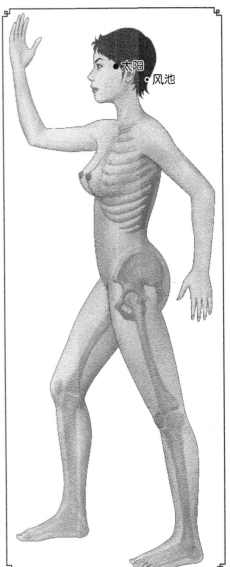

太阳

在眉梢与目外眦之间向后约1寸处凹陷中。

鱼际

在第一掌骨中点桡侧，赤白肉际处。

迎香

鼻唇沟中，鼻翼中点旁开0.5寸。

风池

在胸锁乳突肌与斜方肌上端之间凹陷中与风府穴相平处。

失眠

失眠是指无法入睡或无法保持睡眠状态，表现为入睡困难、睡眠深度或频度过短、早醒及睡眠时间不足或质量差等。失眠会引起人的疲劳感、不安、全身不适、无精打采、反应迟缓、头痛、注意力不能集中，它的最大影响是精神方面的，严重一点会导致精神分裂、抑郁症、焦虑症、自主神经功能紊乱等功能性疾病以及各个系统，如心血管系统、消化系统的疾病。

◎ 临床表现

失眠的主要症状：入睡困难；不能熟睡，睡眠时间减少；早醒、醒后无法再入睡；频频从噩梦中惊醒，自感整夜都在做噩梦；睡过之后精力没有恢复；发病时间可长可短，短者数天可好转，长者持续数日难以恢复；容易被惊醒，有的对声音敏感，有的对灯光敏感。很多失眠的人喜欢胡思乱想，长时间的失眠会导致神经衰弱和抑郁症，而神经衰弱患者的病症又会加重失眠。

◎ 经络保健

1. 按压心包经，循着双侧上臂内侧中线，由上向下按压，痛点再重点按压，每日1~2次。

2. 点揉神门穴，神门穴位于腕横纹肌尺侧端，尺侧屈腕肌腱的桡侧凹陷处，于每日临睡前用一拇指指端的螺纹面，点揉另一手的神门穴，换另一手的拇指，同样点揉前手的神门穴，以感酸胀为宜，各重复30次。

3. 前搓涌泉穴，于每日临睡前取仰卧位，微屈小腿，以两足心紧贴床面，做上下摩擦动作，每日30次。

4. 揉捻耳垂，双手拇指和食指分别捏住双侧耳垂部位，轻轻地捻揉，使之产生酸胀和疼痛的感觉，揉捻约2分钟。

5. 梳头法，用指叩法，双手弯曲，除拇指外，余四指垂直叩击头皮，方向为前发际、头顶、后头、项部，左中右三行。每日3~5次，每次至少5分钟。

◎ 注意事项

用按摩疗法治疗失眠时，不宜用叩砸、提弹等兴奋手法，应采用有镇静安神作用的缓慢轻柔的表面按摩或深部按摩。

◎ 主治穴位

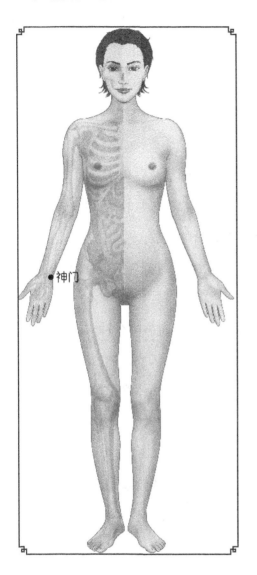

神门

在腕掌侧横纹尺侧
端，尺侧腕屈肌腱
桡侧凹陷中。

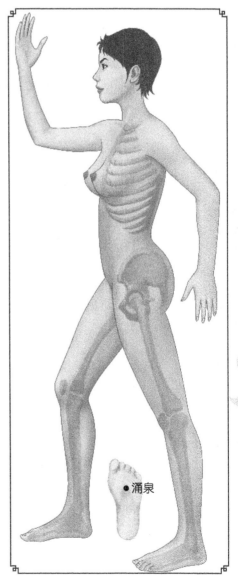

涌泉

在足底（去趾）前
1/3处，足趾跖屈
时呈凹陷中央。

高血压

◎ 临床表现

血压在140/90毫米汞柱以上，伴有头痛、头胀、失眠、心悸、胸闷、烦躁、乏力等症状。晚期症状加剧，血压急剧升高，出现剧烈头痛、心动过速、心绞痛、呼吸困难等，成为"高血压危象"。

◎ 经络保健

1.在脚的大拇趾趾根上，有粗的横纹，用两手的大拇指强力按压此处6秒钟，在两脚的穴位各做3次，每日做10次，每个月不间断地做此指压法1年，可有很显著的疗效。

2.点揉气海、神阙、曲池、内关、神门、合谷、足三里、太冲，每穴半分钟。

3.点按风池、印堂、太阳、人迎，每穴半分钟。

◎ 注意事项

1.生活有规律，不能过度劳累，适当体育锻炼，低盐低脂饮食。

2.避免精神受到刺激。

3.夏天空调温度不可过低，规律的饮食起居要规律，注意补充水分，不可饮食过凉，多运动。

◎ 主治穴位

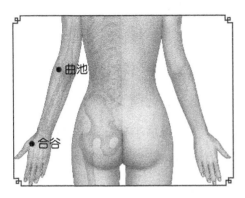

气海
在下腹部正中线上，当脐下1.5寸处。

神阙
在肚脐中央。

曲池
屈肘成直角，在肘横纹桡侧端与肱骨外上髁连线中点处。

内关
在腕横纹上2寸，掌长肌腱与桡侧腕屈肌腱之间。

神门
在腕掌侧横纹尺侧端，尺侧腕屈肌腱桡侧凹陷中。

合谷
在手背，第一、二掌骨间，当第二掌骨中点桡侧。

足三里
在小腿前外侧，当犊鼻下3寸，距胫骨前缘1横指处。

太冲
在足背第一、二跖骨结合部前凹陷中。

风池
在胸锁乳突肌与斜方肌上端之间凹陷中与风府穴相平处。

印堂
在两眉头连线中点处。

太阳
在眉梢与目外眦之间向后约1寸处凹陷中。

人迎
在颈部喉结旁，当胸锁乳突肌的前缘，颈总动脉搏动处。

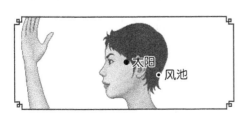

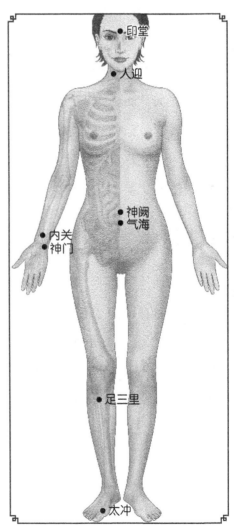

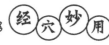

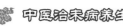

肩周炎

肩周炎是肩关节囊和周围软组织的一种退行性、炎症性疾病，以肩关节疼痛为主，先呈阵发性酸痛，继之发生运动障碍。患有肩周炎的患者，自觉有冷气进入肩部，也有患者感觉有凉气从肩关节内部向外冒出，故又称『漏肩风』。其病变特点是广泛，即疼痛广泛、功能受限广泛、压痛广泛。

◎ 临床表现

肩周炎起初时肩部呈阵发性疼痛，多数为慢性发作，以后疼痛逐渐加剧或钝痛，或刀割样痛，且呈持续性，气候变化或劳累后，常使疼痛加重，疼痛可向颈项及上肢（特别是肘部）扩散，当肩部偶然受到碰撞或牵拉时，常可引起撕裂样剧痛，肩痛昼轻夜重为本病一大特点，多数患者常诉说后半夜痛醒，不能成寐，尤其不能向患侧侧卧，此种情况因血虚而致者更为明显；若因受寒而致痛者，则对气候变化特别敏感。

◎ 经络保健

1.点按肩井、天宗、缺盆、曲池、外关、合谷，每穴约半分钟。

2.拔罐，常选用的穴位有：肩井、肩髃、肩前、肩贞、天宗等，每次选2个穴位，交替使用。

3.刮痧，常选用的经络有手臂外侧的肺经、大肠经，每周可刮1～2次。

4.针灸，常选用的穴位有肩井、肩髃、肩前、肩贞、大椎、曲池、外关、腕骨等，选用1～1.5寸针灸针，留针20～30分钟。每日1次。2周为1个疗程。

◎ 注意事项

初期患者，肩周炎症未消以前，局部疼痛剧烈，此时手法要轻柔缓和，否则会加重病情。经络治疗的过程中，患者要配合进行肩关节活动，即使有些病痛，也要坚持，循序渐进。

◎ 主治穴位

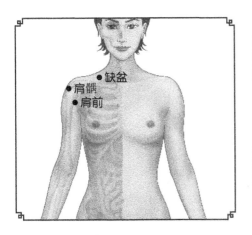

肩井
在肩上，当大椎与肩峰连线中点处。

缺盆
在锁骨上窝中央，前正中线旁开4寸处。

曲池
屈肘成直角，在肘横纹桡侧端与肱骨外上髁连线中点处。

外关
在阳池与肘尖的连线上，腕背横纹上2寸，尺骨与桡骨之间。

合谷
在手背，第一、二掌骨间，当第二掌骨中点桡侧。

肩髃
在肩峰后下方，上臂外展平举时，当肩穴后约1寸凹陷中。

肩前
正坐垂肩，当腋前皱襞顶端与肩穴连线中点是穴。

肩贞
臂内收，腋后纹头上1寸。

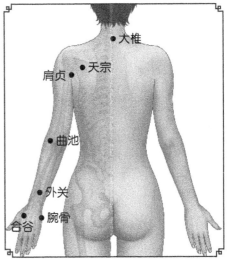

大椎
后正中线上，在第七颈椎棘突下凹陷中。

天宗
在肩胛骨冈下窝的中央。

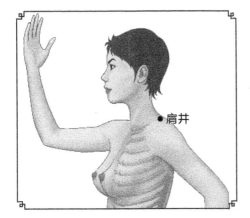

腕骨
在手掌尺侧，当第5掌骨基底与钩骨之间，赤白肉际凹陷处。